Dr. med. Franjo Grotenhermen

Herzerkrankungen wirksam behandeln

- Medizinische Grundlagen verständlich erklärt
- Wirksame Naturheilverfahren und Selbsthilfemaßnahmen
- Exklusiv: Zusatzinformationen im Internet über almeda.de

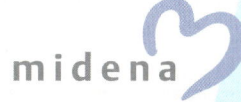
midena

Inhalt

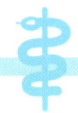

ALTERNATIVE HEILMETHODEN & SELBSTHILFE

AKTUELLER SERVICE

Herzkrankheiten – kein unausweichliches Schicksal?

Irrtümer über Herz-Kreislauf-Erkrankungen sind weit verbreitet. Vielleicht sind auch Sie der Ansicht, Herzinfarkt sei eine Männerkrankheit. Erkrankungen von Herz und Kreislauf sind jedoch auch bei Frauen die Todesursache Nummer eins. Herzinfarkt und plötzlicher Herztod werden hierbei am bedrohlichsten empfunden, weil sie plötzlich und oft überraschend auftreten. Die Herzschwäche oder Herzinsuffizienz ist dagegen eine eher unterschätzte Erkrankung. Sie ist jedoch die einzige Herzkrankheit, die in Westeuropa an Häufigkeit zunimmt.

Viele Herzkrankheiten entstehen durch Ablagerungen auf der Innenwand der Blutgefäße – also durch Arterienverkalkung. Diese Erkrankung, die Ärzte bezeichnen sie als Arteriosklerose, ist keineswegs nur ein Problem von einigen älteren Menschen. Die Alterung der Arterien setzt bereits bei Kindern und Jugendlichen ein. Ob diese Entwicklung bei Ihnen mild verläuft und Sie auch im hohen Alter beschwerdefrei sind oder ob bereits in jungen Jahren Symptome auftreten, hängt von einem komplexen Wechselspiel zwischen Erbanlagen und Lebensweise ab.

Herzkrankheiten vorbeugen

Ihre Gene können Sie zwar nicht verändern, aber die medizinische Forschung hat in den vergangenen Jahren viel Wissenswertes über die Faktoren, welche die Gesundheit von Herz und Blutgefäßen beeinflussen, ans Licht gebracht. So kann jeder, der sich informiert und dazu entschlossen ist, diese Risikofaktoren vermeiden bzw. verringern. Vorbeugung gegen Herzkrankheiten bedeutet deshalb in erster Linie eine Veränderung der Lebensgewohnheiten und ist weniger eine Frage der richtigen Medikamente. Arzneimittel können wichtig sein, vor allem wenn der Zuckerstoffwechsel oder der Fettstoffwechsel gestört ist. Niemand kann Ihnen jedoch abnehmen, Ihre Lebensweise so zu verändern, dass Sie Ihr persönliches Risiko wirksam reduzieren.

Wenn Sie womöglich bereits einen Herzinfarkt erlitten haben, bekommt die Vorbeugung ein noch stärkeres Gewicht. So darf der Cholesteringehalt (siehe Seite 39) im Blut auf keinen Fall zu hoch sein, sonst wird die Entwicklung einer Arterienverkalkung weiter begünstigt, und die Gefahr eines zweiten Herzinfarkts steigt. Fett senkende Medikamente sind daher häufig ein grundlegender Bestandteil der Therapie. Auch Bluthochdruck muss unbedingt behandelt werden. Geradezu überlebenswichtig ist es außerdem, dass Sie sich ausreichend bewegen, gesund ernähren, wenn nötig abnehmen und natürlich auf das Rauchen verzichten.

Herz- und Kreislauferkrankungen sind in Deutschland die Todesursache Nummer eins – daran sterben mehr Menschen als an allen Krebsarten zusammen.

Der erste Schritt: Informieren Sie sich!

Die meisten Menschen wissen nur wenig über Herzerkrankungen, beispielsweise, dass Bewegung und eine fettarme Ernährung günstig sind, während Rauchen und ein erhöhter Cholesterinwert im Blut die Entwicklung der Arteriosklerose fördern. Wenn Sie bereit sind, aktiv etwas für Ihre Gesundheit zu tun, sollten Sie besser und systematischer informiert sein. Wer mehr weiß und sein Leben nach diesem Wissen ausrichtet, hat eine größere Chance auf eine höhere Lebensqualität. Dieses Buch bietet Ihnen eine verständliche Übersicht über den aktuellen Stand des medizinischen Wissens zu den Erkrankungen des Herzens und der Blutgefäße, zu den Diagnose- und Behandlungsverfahren sowie zu Möglichkeiten der Vorbeugung. Überdies erhalten Sie viele hilfreiche Tipps, was Sie selbst tun können, um Ihr Herz gesund zu erhalten, oder wie Sie am besten die Heilung einer Krankheit unterstützen.

Ich möchte mich ganz herzlich bei Dr. Arnd Denecke, Prof. Dr. Thomas Lüscher und Prof. Dr. Michael Tauchert für hilfreiche Hinweise bei der Anfertigung des Manuskripts bedanken.

Köln, im Frühjahr 2001
Franjo Grotenhermen

Wie funk
Herz und
Blutkreislauf?

Das Herz, ein faustgroßes muskuläres Organ und Quelle für unsere Vitalität, steht im Zentrum des Blutkreislaufs. Dieser zentralen Stellung verdankt es unsere besondere Aufmerksamkeit bei dem Wunsch nach einem langen und gesunden Leben. Unermüdlich, ohne Pause, pumpt das Herz Blut durch den Körper und versorgt dabei Organe und Gewebe mit dem lebenswichtigen Sauerstoff und Nährstoffen. Wie es für diese Arbeit gerüstet ist, lesen Sie in diesem Kapitel.

tionieren

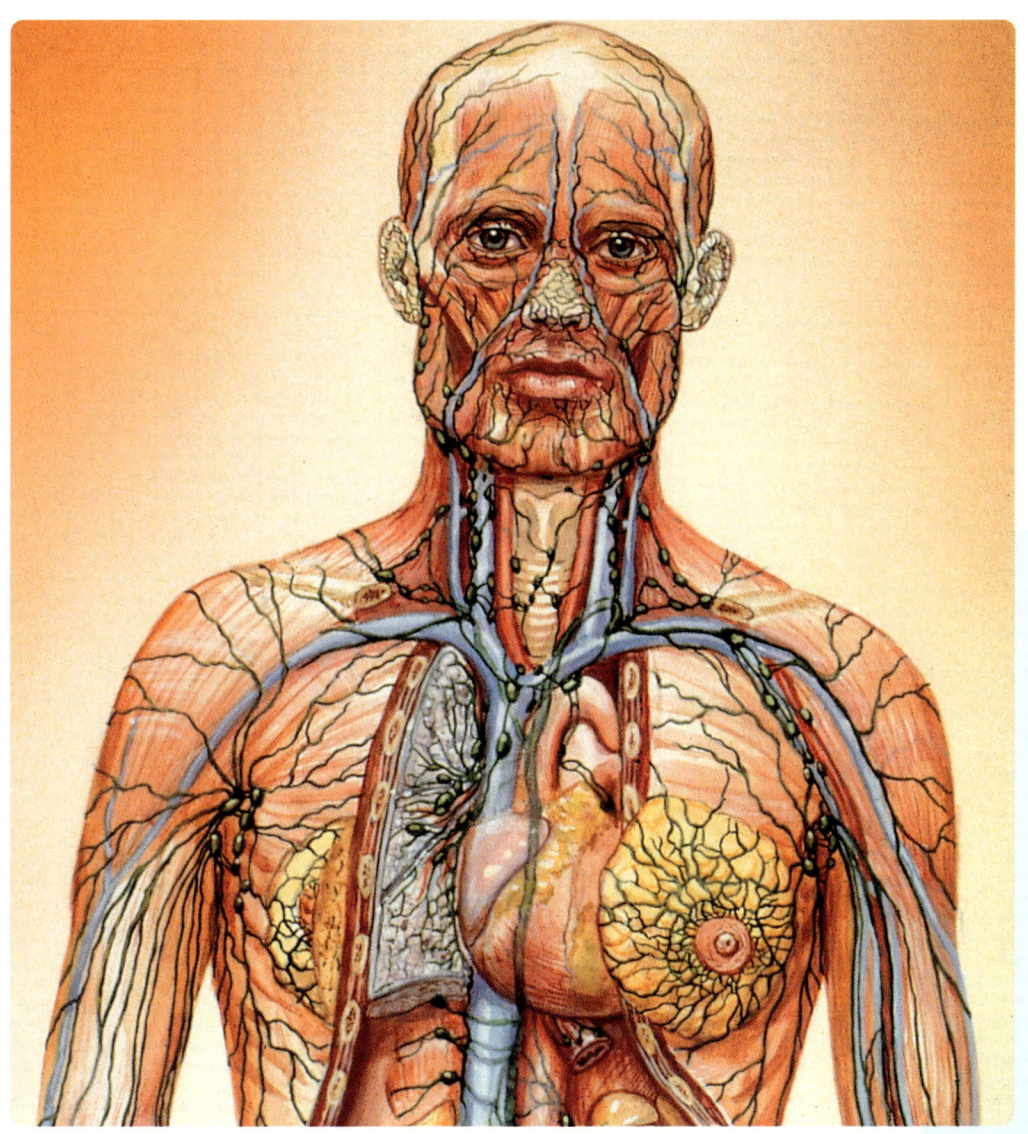

Ein pulsierender Muskel im Brustkorb

Das Herz liegt mitten im Brustkorb hinter dem Brustbein, zwischen dem rechten und linken Lungenflügel. Es ist leicht gekippt, sodass sein unterer Teil etwas nach links und vorne zeigt. Dieser untere Bereich des Herzens befindet sich so nahe an der Oberfläche des Körpers, dass wir das pulsierende Schlagen mit der Hand über der linken Brustwand fühlen können. Dieses Pulsieren wird mit der rhythmischen Austreibung des Blutes aus dem Herzen auf die großen Arterien übertragen und kann dort als Puls ertastet werden.

Das Herz ist ein faustgroßes Hohlorgan in der Brust. Seine Wände setzen sich aus drei Schichten zusammen: dem Epikard (äußere Schicht), dem Myokard (Herzmuskel) und dem Endokard (Herzinnenhaut). Das Perikard (Herzbeutel), eine mit Flüssigkeit gefüllte Hülle, umschließt das Herz.

Einfach gebaut, aber hocheffektiv
Das Herz ist angesichts seiner Leistungsfähigkeit erstaunlich einfach aufgebaut. Die Herzwände bestehen aus drei Schichten. Die äußere dünne Schicht wird als Epikard bezeichnet, die mittlere, dicke Schicht ist der Herzmuskel, das Myokard, und die innere dünne Schicht das Endokard. Umgeben ist das Herz von einer dünnen Gewebehülle, dem so genannten Perikard. Zwischen Perikard und Epikard befindet sich etwas Flüssigkeit, damit die Reibung vermindert wird.

AM HERZEN SETZEN GROSSE BLUTGEFÄSSE AN

- *Die untere und die obere Hohlvene sind die größten Venen des Körpers. Sie bringen sauerstoffarmes Blut aus den unteren und oberen Körperpartien zum Herzen.*
- *Die Lungenarterien befördern das Blut zur Lunge, damit es dort mit Sauerstoff angereichert werden kann.*
- *Die Lungenvenen bringen das Blut zurück zum Herzen.*
- *Die Aorta (Hauptschlagader) ist die größte Arterie des menschlichen Körpers. Sie befördert sauerstoffreiches Blut vom Herzen in den Organismus.*

Das Herz wird durch eine Muskelwand in zwei Hälften getrennt, die jeweils unterschiedliche Aufgaben übernehmen. Die rechte Herzhälfte nimmt das sauerstoffarme Blut aus den beiden Hohlvenen auf und befördert es über die Lungenarterie in die Lunge, wo es wieder mit Sauerstoff beladen wird. Die linke Herzhälfte nimmt das in der Lunge mit Sauerstoff angereicherte Blut auf und pumpt es über die Aorta in den Körper zurück.

Beide Hälften sind jeweils in einen kleinen und einen großen Hohlraum aufgeteilt, den Vorhof und die Kammer. Die beiden Vorhöfe sind klein und haben dünne Wände. Sie nehmen das Blut aus dem Körper oder der Lunge auf. Von den Vorhöfen gelangt das Blut in die beiden Herzkammern. Da die Kammern die wichtigsten Pumpstationen des Körpers sind, besitzen sie eine wesentlich größere Kraft und dickere Wände als die Vorhöfe.

Vier Herzklappen sorgen dafür, dass das Blut immer nur eine Richtung nehmen kann. Sie sind wie Einwegventile konstruiert.

- Die Trikuspidalklappe befindet sich zwischen dem rechten Vorhof und der rechten Kammer. Sie öffnet sich, damit das sauerstoffarme Blut vom rechten Vorhof in die rechte Kammer fließen kann, und schließt sich, damit das Blut nicht wieder von der rechten Kammer zurückfließt.
- Die Pulmonalklappe liegt zwischen der rechten Kammer und der Lungenarterie. Sie sorgt dafür, dass das sauerstoffarme Blut aus der rechten Kammer in die Lunge fließen kann, aber nicht zurückströmt.
- Die Mitralklappe befindet sich zwischen dem linken Vorhof und der linken Kammer. Sie bewirkt, dass das sauerstoffreiche Blut aus dem linken Vorhof in die linke Kammer strömen kann.
- Die Aortenklappe befindet sich zwischen der linken Kammer und der Aorta. Sie ist geöffnet, wenn das Blut aus der linken Kammer in den Körper fließt, und verhindert den Rückstrom aus der Aorta in die linke Herzhälfte.

Das Herz besteht aus zwei Hälften, die sich in je eine Kammer und einen Vorhof teilen. Die rechte Herzhälfte transportiert das sauerstoffarme Blut aus dem Körper in die Lunge, die linke Herzhälfte pumpt das sauerstoffreiche Blut aus der Lunge in den Körper.

So arbeitet das Herz

Das Herz wiegt nur 250 bis 300 Gramm und ist dennoch in der Lage, jede Minute etwa fünf Liter Blut durch den Körper zu bewegen, viele tausend Liter täglich. Bei jedem Herzschlag entspannt sich das Herz und zieht sich wieder zusammen. Dabei werden 60 bis 80 Milliliter Blut in die Hauptschlagader und weiter in ein immer stärker verzweigtes System von elastischen Arterien gepumpt. Bei einer Herzfrequenz von 70 Schlägen pro Minute schlägt es 100 000-mal pro Tag. Es passt Rhythmus und Tempo des Herzschlags dem Sauerstoffbedarf der Organe an. In Ruhe schlägt es langsamer und beschleunigt sein Tempo bei körperlicher Aktivität, um so Muskeln und Gewebe mit mehr Sauer-

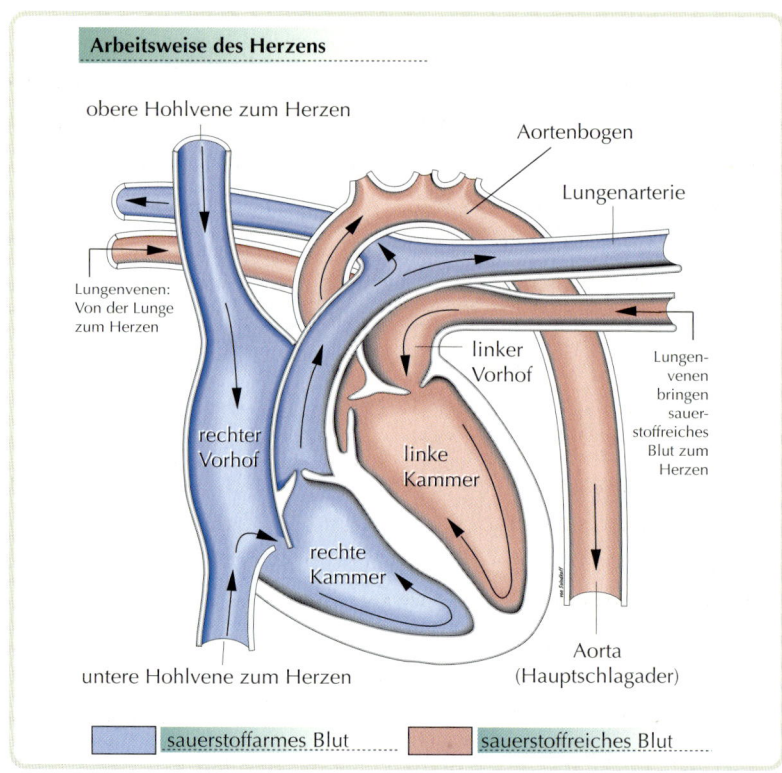

Die Arbeitsweise des Herzens

Arbeitsweise des Herzens

obere Hohlvene zum Herzen

Aortenbogen

Lungenarterie

Lungenvenen: Von der Lunge zum Herzen

linker Vorhof

Lungenvenen bringen sauerstoffreiches Blut zum Herzen

rechter Vorhof

linke Kammer

rechte Kammer

untere Hohlvene zum Herzen

Aorta (Hauptschlagader)

sauerstoffarmes Blut

sauerstoffreiches Blut

stoff versorgen zu können. Auch Schmerzen, Stress und hormonelle Einflüsse können die Herzfrequenz beeinflussen.

Natürlicher Schrittmacher: der Sinusknoten

Sie fragen sich nun vielleicht, welche Vorgänge eigentlich ablaufen müssen, damit das Herz schlägt. Das Herz besitzt einen natürlichen Schrittmacher, den Sinusknoten, der sich im rechten Vorhof nahe der Einmündung der oberen Hohlvene befindet. Er besteht aus einem kleinen Bündel spezialisierter Herzzellen und erzeugt rhythmische elektrische Impulse, die eine wellenartige Bewegung im Herzmuskel auslösen und dazu führen, dass sich die Vorhöfe und Kammern kontrahieren, also zusammenziehen.

Mit der Entladung des elektrischen Impulses im Sinusknoten kontrahieren sich zunächst die Vorhöfe. Dann läuft die elektrische Erregung den rechten Vorhof hinunter, durch den AV-Knoten – eine spezielle Gruppe von Nervenzellen an der Grenze zwischen den Vorhöfen und den Herzkammern – und schließlich in die Herzkammern. Hier verlangsamt sich der elektrische Impuls und verteilt sich auf die Muskelzellen der Kammern, die sich nun zusammenziehen. Dann beginnt der Zyklus von vorn.

Spannung und Entspannung – die zwei Phasen des Herzzyklus

Ein Herzschlag weist zwei Phasen auf: In der **Diastole** oder Füllungsphase entspannt sich das Herz; in der **Systole** oder Austreibungsphase zieht es sich zusammen. Wenn sich das Herz in der diastolischen Phase entspannt, füllen sich seine Hohlräume mit Blut, zunächst die Vorhöfe, dann die Kammern. In der systolischen Phase wird das Blut aus dem Herzen in die Aorta und in die Pulmonalarterie getrieben.

Im Einzelnen sieht dieser Ablauf so aus: Während der Diastole gelangt von der oberen und unteren Hohlvene sauerstoffarmes und kohlendioxidreiches Blut aus den oberen und unteren Körperpartien in den rechten Vorhof. Dieser kontrahiert sich und das Blut gelangt durch die

Der Sinusknoten ist der natürliche Schrittmacher des Herzens. Wenn er sich entlädt, ziehen sich die beiden Vorhöfe zusammen. Der elektrische Impuls läuft dann zum AV-Knoten, der zwischen den Vorhöfen und den Kammern liegt. Dort teilt sich das Leitungssystem in zwei Schenkel auf, die schließlich die Kontraktion der beiden Herzkammern auslösen.

Trikuspidalklappe in die rechte Kammer. Wenn sie gefüllt ist, zieht sie sich zusammen, und die Trikuspidalklappe schließt sich, damit das Blut nicht wieder in den rechten Vorhof zurückfließen kann, sondern in die Lunge strömt.

Der linke und der rechte Vorhof füllen sich und leeren sich zur gleichen Zeit, und auch die beiden Kammern entspannen und kontrahieren sich gleichzeitig. Vorhöfe und Kammern arbeiten allerdings zeitlich versetzt. Die rechte Herzhälfte füllt sich mit sauerstoffarmem Blut und pumpt es in die Lunge, während sich die linke mit sauerstoffreichem Blut füllt und es in den Körper pumpt.

Der Blutkreislauf versorgt den Organismus mit dem lebenswichtigen Sauerstoff.

Die Lunge – der Sauerstofftank im Blutkreislauf

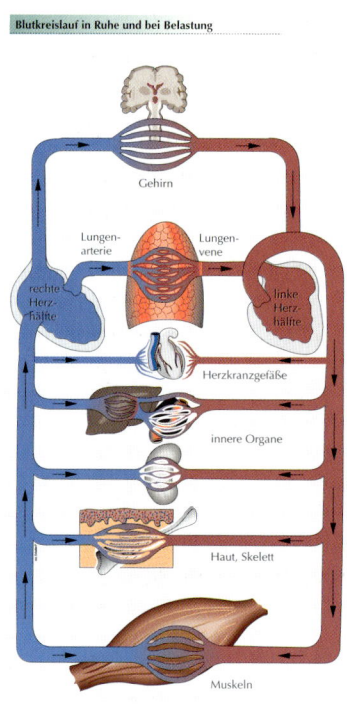

Blutkreislauf in Ruhe und bei Belastung

Gehirn

Lungen-
arterie

Lungen-
vene

rechte
Herz-
hälfte

linke
Herz-
hälfte

Herzkranzgefäße

innere Organe

Haut, Skelett

Muskeln

In der Lunge nimmt das Blut Sauerstoff auf und gibt Kohlendioxid an die Atemluft ab. Die Pulmonalarterie verzweigt sich in immer kleinere Arterien und schließlich in kleinste Blutgefäße. Die Wände dieser Kapillaren sind so dünn, dass Gase sie durchdringen können. Auf diese Weise wird der Austausch von Sauerstoff und Kohlendioxid möglich.

Das sauerstoffreiche Blut wird zurück zum Herzen transportiert. Über die Lungenvenen erreicht es den linken Vorhof und nach der Kontraktion des Vorhofs die linke Herzkammer. Wenn sich die Kammer zusammenzieht, schließt sich die Mitralklappe zwischen linkem Vorhof und linker Kammer, und das sauerstoffreiche Blut wird über die Aorta in den Körper gepumpt.

Die Koronararterien: Sauerstofflieferanten des Herzens

Auch die Muskelzellen des Herzens benötigen für ihre Arbeit viel Sauerstoff. Der Herzmuskel wird über spezielle Arterien, die Herzkranzarterien, mit diesem lebenswichtigen Stoff versorgt. Die Herzkranz- oder Koronararterien bilden zusammen mit den entsprechenden Venen den Koronarkreislauf. Die Herzkranzgefäße umschließen den Herzmuskel kranzförmig. Das Wort »Koronar« entstammt dem lateinischen Wort »Corona«, das heißt »Kranz«. Die Arteriosklerose der Herzkranzarterien wird daher auch »Koronarsklerose« genannt.

Die beiden Koronararterien entspringen der Aorta unmittelbar nach dem Austritt aus der linken Herzkammer. Sie teilen sich wie andere Arterien in immer kleinere Äste auf, die sich über das gesamte Herz schlängeln und mit ihren Kapillaren alle Muskelzellen mit Sauerstoff beliefern. Die rechte Herzkranzarterie versorgt vor allem die etwas kleinere rechte Herzhälfte. Die linke Herzkranzarterie teilt sich in zwei Arterien auf, die hauptsächlich der linken Herzhälfte Sauerstoff und andere Nährstoffe zuführen.

Wenn die Koronararterien sich bei einer Arteriosklerose langsam verengen, sodass der Herzmuskel nicht mehr ausreichend mit Blut versorgt wird, können sich mit der Zeit Umgehungskreisläufe (Kollateralkreisläufe) ausbilden.

Ein Kollateralblutgefäß kann einen Verschluss überbrücken, indem es das Blut entweder zu einer anderen nahe gelegenen Arterie oder um den Verschluss herum zur gleichen Arterie führt. Das englische Wort für Überbrückung lautet »Bypass« (sprich: Beipass). Eine Kollateralarterie bewirkt natürlicherweise das, was mit einer Bypass-Operation (siehe Seite 46) künstlich erreicht wird.

Die Herzkranzgefäße (Koronararterien) umschließen das Herz wie ein Netz. Sie versorgen das Herz selbst mit Sauerstoff und Nährstoffen. Die rechte und linke Koronararterie entspringen der Aorta. Die linke Herzkranzarterie teilt sich in zwei Arterien auf.

Das Blutgefäßsystem – ein weit verzweigtes Netz von Adern

Würde man alle Blutgefäße des menschlichen Körpers hintereinander legen, so ergäbe sich eine Länge von mehr als 100 000 Kilometern. Die drei wichtigsten Arten von Blutgefäßen sind Arterien, Venen und Kapillaren. Arterien führen das Blut vom Herzen weg, Venen führen das Blut dem Herzen zu. Die Kapillaren sind die kleinsten Blutgefäße; sie verbinden Arterien und Venen miteinander.

Die große Körperschlagader oder Aorta weist einen Durchmesser von etwa drei Zentimetern auf. Von ihr gehen große Arterien ab, und schließlich teilt sie sich selbst in große Arterien auf, die sich wiederum in kleinste Arteriolen verzweigen. Mikroskopisch kleine Kapillaren verbinden Arterien und Venen. Sie besitzen sehr dünne Wände, durch die sie Sauerstoff und andere Nährstoffe an die Körperzellen abgeben und Abfallprodukte wie vor allem Kohlendioxid von den Zellen aufnehmen können. Das sauerstoffarme Blut wird schließlich von kleinen Venen, den Venolen, aus den Geweben abtransportiert. Diese kleinen Blutgefäße schließen sich zu immer größeren Venen zusammen, bis das Blut schließlich wieder über die beiden großen Hohlvenen in das Herz gelangt. Weil das Blut in den Arterien unter einem größeren Druck steht als in den Venen, sind die Wände der Arterien dicker als die der Venen. Venen besitzen dünnere Wände von geringerer Elastizität mit schwächeren Muskeln und haben ein größeres Fassungsvermögen als Arte-

Das Herz wird durch die Koronararterien mit Sauerstoff und Nährstoffen versorgt.

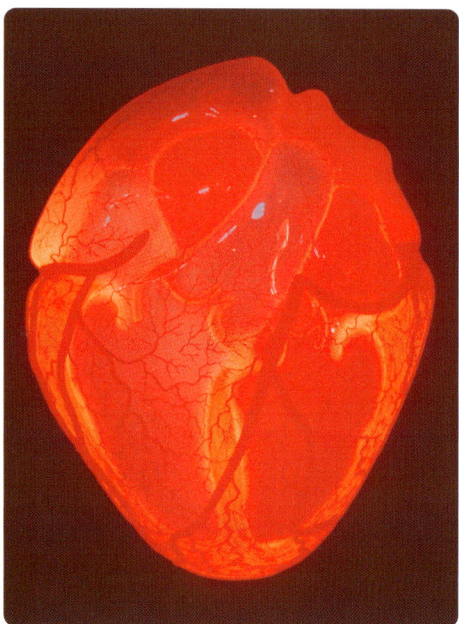

rien. Damit das Blut zum Herzen zurückfließen kann, benötigen die Venen die
Unterstützung umgebender Muskeln. In
den Venen befinden sich Einwegklappen,
die verhindern, dass das Blut zurückströmt. Auf Dauer geweitete, erschlaffte
und in ihrer Funktion beeinträchtigte Venen können vor allem an den Beinen als
Krampfadern sichtbar werden.

Die Venen der unteren Körperhälfte sammeln sich in der unteren Hohlvene, die
Venen der oberen Hälfte in der oberen
Hohlvene. Das Blut aus Dünndarm, Magen
und Milz wird zunächst zur Leber geführt,
wo es von Abfallprodukten befreit und ge-
reinigt wird, bevor es in die untere Hohl-

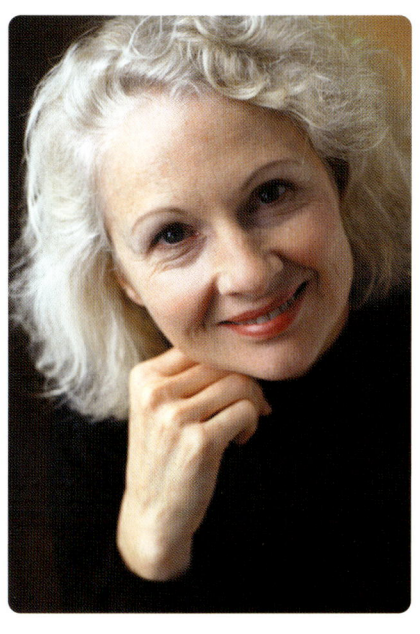

vene gelangt. Von den Hohlvenen fließt das Blut in den rechten Vorhof, dann in die rechte Herzkammer, die es über die Pulmonalarterie in
die Lunge pumpt. Dort wird es mit Sauerstoff angereichert und gelangt über die linke Herzhälfte wieder zurück in die arterielle Seite des
Blutgefäßsystems. Und der Kreislauf beginnt erneut.

*Gerade im Alter steigt
das Risiko, Krampfadern
zu bekommen.*

DER KLEINE UND DER GROSSE BLUTKREISLAUF

*Der Blutkreislauf besteht aus dem kleinen Kreislauf (Lungenkreis-
lauf) und dem großen Kreislauf. Im kleinen Kreislauf wird das Blut
mit Sauerstoff angereichert. Er verläuft von der rechten Herzkammer zur Lunge und dann zum linken Herzvorhof. Über den
großen Kreislauf werden alle Zellen, Gewebe und Organe mit
Sauerstoff versorgt. Er verläuft von der linken Herzkammer über
die Hauptschlagader (Aorta) in den gesamten Körper und zurück
zum rechten Vorhof.*

Warn

frühzeitig

erkennen

Schmerzen im Brustbereich, Luftnot, Schwindelgefühl, Ohnmacht und Herzrasen können Anzeichen für eine Herzkrankheit sein. Manchmal machen sie sich kaum bemerkbar, obwohl sich dahinter eine lebensbedrohliche Herzerkrankung verbirgt. Andererseits können sehr unangenehme Symptome auch eine harmlose Ursache haben. Sicherheitshalber sollten Sie dies jedoch vom Arzt abklären lassen. Lesen Sie auf den nächsten Seiten, auf welche Signale Sie Ihrem Herzen zuliebe besonders achten sollten.

signale

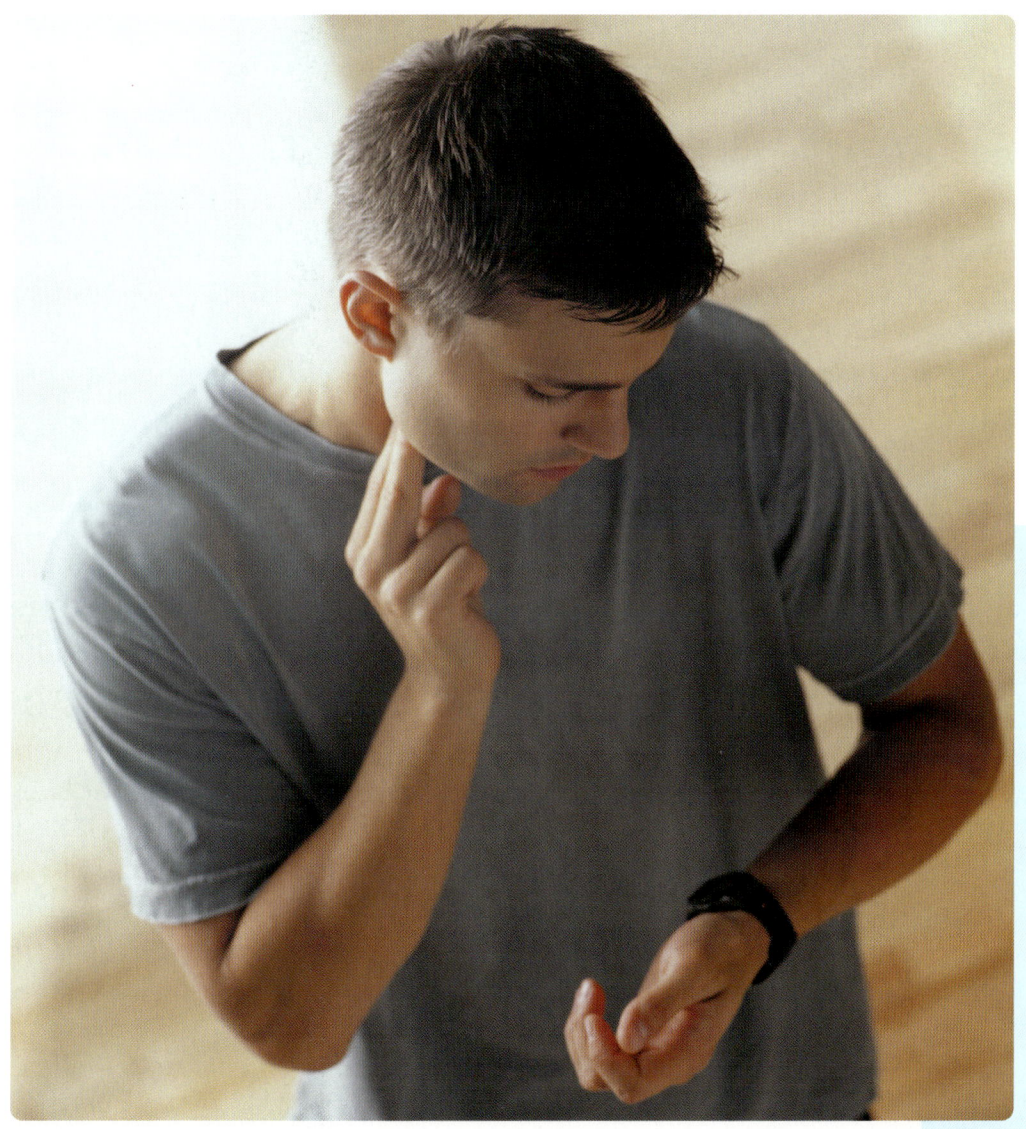

Angina pectoris – Enge in der Brust

Angina pectoris ist der lateinische Fachausdruck für ein Engegefühl (Angina) der Brust (pectoris), das bei einer mangelnden Durchblutung des Herzens auftreten kann. Die charakteristischen Beklemmungen und Schmerzen sitzen meist in der linken Brust oder hinter dem Brustbein. Sie werden als stechend, bohrend, drückend oder krampfartig empfunden. Oft löst der Anfall auch Todesangst, Schweißausbrüche, Luftnot, Schwächegefühl und Schwindel aus.

URSACHEN DER ANGINA PECTORIS

- *Einengung der Herzkranzgefäße infolge einer fortgeschrittenen Arteriosklerose (der Innendurchmesser der Gefäße ist dabei um mehr als 50 Prozent vermindert)*
- *Herzmuskelerkrankungen (Kardiomyopathie)*
- *Erkrankungen der kleinsten Herzkranzgefäße*
- *Krampfartiges Zusammenziehen der Herzkranzgefäße*
- *Bestimmte Herzklappenfehler, bei denen ein deutlich erhöhter Sauerstoffbedarf des Herzmuskels besteht*

! Vorsicht

Angina pectoris tritt meist bei physischer oder psychischer Belastung auf. Lassen die Schmerzen nicht nach, kann das auf einen Herzinfarkt hinweisen. Rufen Sie in einem solchen Fall den Notarzt.

Angina pectoris tritt im Allgemeinen zunächst in einer Belastungssituation auf, wenn sich die Herzfrequenz erhöht, der Herzmuskel mehr Sauerstoff verbraucht und nicht genügend zugeführt bekommt. Dies kann beispielsweise bei körperlicher Arbeit oder beim Sport der Fall sein, aber auch bei seelischen Belastungen und freudigen Ereignissen. Sobald das Herz wieder zur Ruhe kommt und der Puls sich normalisiert, verschwinden die Symptome meistens. Anhaltende Beschwerden können allerdings ein Hinweis auf einen Herzinfarkt sein!

Nimmt z. B. die Verengung der Herzkranzgefäße weiter zu, dann können selbst geringe Anstrengungen zur Angina pectoris führen, oder sie tritt bereits in Ruhe auf.

Brustschmerzen mit anderen Ursachen

Nicht alle Brustschmerzen rühren von einem Angina-pectoris-Anfall her. Manche gehen auch von anderen Organen aus. Neben Erkrankungen der Wirbelsäule, der Rippen und des Schultergelenks kommen vor allem Erkrankungen der Verdauungswege, der Hauptschlagader, der Lunge und des Brustfells sowie neurologische Erkrankungen wie etwa Verletzungen des Rückenmarks in Frage. Meistens treten die Beschwerden in diesen Fällen im Gegensatz zur Angina pectoris unabhängig von körperlicher Belastung auf.

Eine Ausweitung der Aorta – ein Aortenaneurysma – kann ebenfalls zu Schmerzen hinter dem Brustbein führen, die manchmal in den Rücken ausstrahlen. Eine Lungenembolie, also eine Verlegung von Blutgefäßen in der Lunge durch einen Blutpfropf, kann Brustschmerzen verursachen. Auch so genannte funktionelle Herz-Kreislauf-Störungen, die keine organischen Ursachen haben, können zu Angina-pectoris-ähnlichen Symptomen führen. Oft steckt die Angst vor einem Herzinfarkt dahinter.

Brustschmerzen müssen nicht immer auf eine Angina pectoris hindeuten. Auch Verdauuungsbeschwerden, Rippenfellentzündungen, Muskelschmerzen, Nervenschmerzen und Gürtelrose verursachen Schmerzen im Brustbereich. Solche Schmerzen treten meist unabhängig von körperlicher Belastung auf.

Luftnot: ein Zeichen für Herzasthma

Luftnot kann viele Ursachen haben: Erkrankungen der Atemwege wie Lungenentzündung, Lungenemphysem, Lungenembolie, Bronchitis und Bronchialasthma, Vergiftungen mit Kohlenmonoxid oder Reizgasen, Blutarmut sowie eben auch Herzerkrankungen. Wenn Sie sich sehr anstrengen, können Sie natürlich ebenfalls Luftnot verspüren. Sie werden sie allerdings in diesem Fall nicht als bedrohlich empfinden, da sie in der Ruhe nachlässt.

Der Sauerstoffmangel entsteht, wenn die Lungenbläschen aufgrund von Entzündungen oder Wasseransammlungen nicht mehr ausreichend durchlässig für den Sauerstoff sind. Die häufigste Ursache für eine Wasseransammlung in der Lunge ist eine Erkrankung der linken Herzhälfte, die zum Rückstau von Blut in die Lunge und zu einem Aus-

URSACHEN FÜR LUFTNOT

- *Erkrankungen, vor allem Verengungen, der Herzklappen der linken Herzhälfte (Mitralklappe, Aortenklappe)*
- *Schwäche der linken Herzhälfte (Linksherzinsuffizienz). Eine Herzschwäche kann akut auftreten oder sich schleichend entwickeln, sodass die langsam zunehmende Luftnot und verminderte körperliche Belastungsfähigkeit lange Zeit nicht als störend empfunden werden.*

tritt von Flüssigkeit ins Lungengewebe führt. Dieses Krankheitsbild nennen die Ärzte Lungenödem. Eine andere Bezeichnung dafür ist Herzasthma, da die Luftnot dem Bronchialasthma ähnelt.

Gefährliche Wassereinlagerungen

Bei einer Schwäche der rechten Herzhälfte (Rechtsherzinsuffizienz) oder einer Verengung der Herzklappen der rechten Herzhälfte (Trikuspidalklappe, Pulmonalklappe) staut sich das Blut nicht in der Lunge, sondern es staut sich zurück in den Körper und führt dort zu Ödemen. Vor allem gegen Abend schwellen Füße und Unterschenkel an. Auch innere Organe wie Leber und Magen können anschwellen; dies äußert sich meist in Appetitlosigkeit und Völlegefühl. Erkrankungen der Leber und der Nieren sowie starker Eiweißmangel können die Ursache von Ödemen sein.

Eine chronische Stauung der Leber ist an erhöhten Leberwerten im Blutbild zu erkennen.

Bei herzbedingten Ödemen sind vor allem am Hals die Venen oft gut sichtbar, da der Druck in den Venen erhöht ist. Eine chronische Stauung der Leber kann diese schädigen. Ein chronischer Blutstau in der Lunge bei einer Linksherzschwäche kann sich zu einem Rückstau in die rechte Herzhälfte ausweiten, sodass sowohl ein Lungenödem als auch Körperödeme in den Beinen und inneren Organen entstehen.

Schwindel und Bewusstlosigkeit

Wird die Blutversorgung des Gehirns unterbrochen, kommt es innerhalb von zehn bis 15 Sekunden zur Bewusstlosigkeit und innerhalb von 20 bis 40 Sekunden zu Krämpfen. Eine Bewusstlosigkeit, die einige Sekunden bis wenige Minuten andauert, wird Synkope genannt. Einer solchen Synkope geht ein Schwindelgefühl voraus, allerdings ist nicht jeder Schwindel Vorbote einer Synkope.

Schwindel und Synkopen können Vorzeichen des plötzlichen Herztodes sein und müssen deshalb sehr ernst genommen werden. Die häufigste Ursache für Synkopen sind jedoch Herzrhythmusstörungen. Bewusstlos wird man, wenn der Kreislauf zum Stehen kommt, bei extrem schnellen Rhythmusstörungen wie Kammerflattern und Kammerflimmern, bei denen kein effektiver Ausstoß von Blut in den Kreislauf erfolgt, oder beim Herzstillstand. Bei weniger akuten und weniger schwer wiegenden Rhythmusstörungen, bei denen das Gehirn mit Blut unterversorgt wird, kann Schwindel auftreten.

Bei Herzschwäche (Linksherzinsuffizienz), Herzinfarkt und ausgeprägten Herzklappenfehlern mit vermindertem Ausstoß von Blut wird das Gehirn ebenfalls nicht ausreichend mit Blut versorgt; Schwindel und Bewusstlosigkeit können die Folge sein.

Übelkeit und Erbrechen

Übelkeit und Erbrechen sind manchmal das hervorstechendste Symptom eines Herzinfarkts und können den Betroffenen daher leicht in die Irre führen. Nicht selten berichten Patienten davon, dass sie zunächst an eine vom Magen herrührende Übelkeit gedacht haben. Rufen Sie unbedingt einen Arzt, wenn Sie zusätzlich Schmerzen hinter dem Brustbein, in den Armen (vor allem im linken Arm) und im Halsbereich, Kreislaufschwäche, Schweißausbrüche, Herzrhythmusstörungen oder starke Angstgefühle haben.

Vorsicht

Übelkeit und Erbrechen sind die auffälligsten Symptome eines Herzinfarkts. Viele Patienten deuten die Warnsignale falsch. Zögern Sie nicht, den Notarzt zu rufen, wenn Sie zusätzlich Brustschmerzen, Kreislaufprobleme, Schweißausbrüche und Angstattacken haben!

Wie erkennt eine Herzkrankheit?

Die Diagnose einer Herzerkrankung ist oft nicht leicht. Die Symptome und der Verlauf der Erkrankung müssen richtig gedeutet und die notwendigen Untersuchungen vorgenommen werden. Bewährte Verfahren wie das Elektrokardiogramm (EKG), aber auch viele weniger bekannte Untersuchungsmethoden können dem Arzt wichtige Hinweise liefern. In diesem Kapitel können Sie sich über die modernen Diagnosemöglichkeiten informieren.

der Arzt

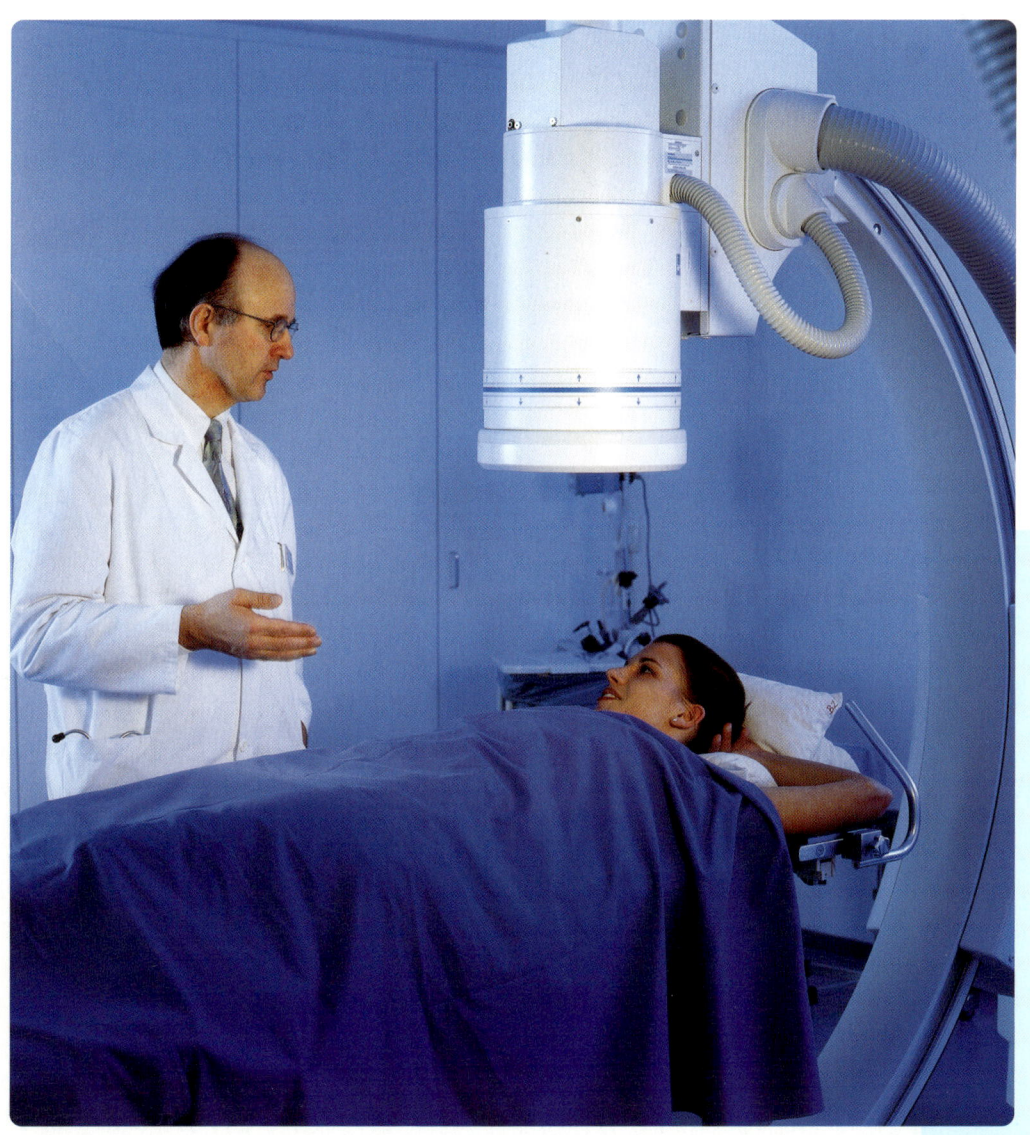

Wie eine Untersuchung abläuft

Wenn Sie selbst eine Herzkrankheit bei sich vermuten oder Ihr Hausarzt einen entsprechenden Verdacht hat, sollten Sie sich an einen Facharzt für Herzerkrankungen wenden, also an einen Kardiologen.

Was der Arzt von Ihnen wissen muss

Zu Beginn der Untersuchung wird der Arzt Sie nach Ihren Beschwerden fragen, um einen ersten Eindruck von der Art und Schwere der Erkrankung zu bekommen. Er wird wissen wollen, ob Sie Schmerzen haben, vielleicht ein Druckgefühl in der Brust verspüren, ob Sie das Gefühl haben, dass Ihr Herz stolpert oder gar manchmal aussetzt, ob Ihnen hin und wieder schwindlig und übel wird, und Sie sich schwach oder benommen fühlen.

Natürlich ist es auch wichtig, Ihren Arzt darüber zu informieren, seit wann Sie die Beschwerden bemerken, ob sie früher schon einmal aufgetreten sind, und ob sie bei körperlicher Belastung zunehmen. Sie sollten dem Arzt außerdem mitteilen, welche Medikamente Sie zurzeit einnehmen; am besten bringen Sie die Packung oder den Beipackzettel mit.

Das Patientengespräch und die körperliche Untersuchung liefern dem Arzt bereits wichtige Hinweise auf Art und Schwere einer Herzerkrankung.

Die körperliche Untersuchung

Der Befragung folgt die gründliche körperliche Untersuchung. Dabei wird der Arzt darauf achten, ob Ihr Körper Erschöpfung und Müdigkeit ausstrahlt oder Frische und Vitalität. Auch die Beschaffenheit Ihrer Haut kann ein wichtiges Zeichen sein. Wenn sie z. B. bläulich gefärbt und kalt ist, kann ein Sauerstoffmangel oder eine unzureichende Durchblutung dahinter stecken.

Geschwollene Beine können von einer Herzschwäche herrühren. Der Arzt wird den Puls an verschiedenen Stellen tasten, um zu erfahren, ob das Herz regelmäßig und mit normaler Frequenz schlägt, und um mögliche Durchblutungsstörungen zu entdecken. Er wird Ihre Leber abtasten, da sie bei einer Herzschwäche vergrößert sein kann, weil sich das Blut zurückstaut. Durch das Abklopfen des Brustkorbs kann festgestellt werden, ob die Lunge normal mit Luft gefüllt ist oder ob sich Wassereinlagerungen gebildet haben.

Beim Abhören von Herz und Lunge werden Töne und Geräusche mit dem Stethoskop verstärkt. Wassereinlagerungen in der Lunge machen sich als ein rasselndes Geräusch bemerkbar. Bestimmte Herzgeräusche können auf Herzfehler oder Störungen der Klappenfunktion hindeuten.

Aufgrund der körperlichen Untersuchung vermutet der Arzt meist schon eine bestimmte Herzkrankheit, sodass er die weiteren notwendigen Untersuchungen einleiten kann. Die wichtigsten Methoden werden in den folgenden Abschnitten näher beschrieben.

Was der Blutdruck aussagt

Der Blutdruck wird im Allgemeinen mit zwei Zahlen beschrieben, beispielsweise 120 zu 80 oder 160 zu 90. Gemeint ist der Druck in den großen Arterien, der in mmHg – Hg ist das chemische Zeichen für Quecksilber – gemessen wird. Er beschreibt die Höhe, bis zu welcher der Blutdruck in der Arterie eine Quecksilbersäule in einem Quecksilbermanometer anheben kann. Dieser Druck kann einfach gemessen werden, indem eine Blutdruckmanschette an einen Oberarm (oder Oberschenkel) angelegt und so stark aufgeblasen wird, dass dieser Druck den Blutfluss in der Oberarmarterie unterbricht. Der Arzt vermindert nun langsam den Druck, bis wieder Blut fließt. In dem Moment, in dem er das Strömungsgeräusch mit dem Stethoskop hört, liest er den Druck auf dem Manometer ab und hat damit den Blutdruck in der Oberarmarterie bestimmt.

Ein Blutdruck von 120 zu 80 bedeutet, dass der Druck in den großen Arterien maximal 120 mmHg und minimal 80 mmHg beträgt. Diese Werte resultieren aus zwei Kräften: erstens aus der Kontraktion der

Die Blutdruckwerte geben den maximalen und minimalen Druck in den großen Arterien an.

Wie erkennt der Arzt eine Herzkrankheit?

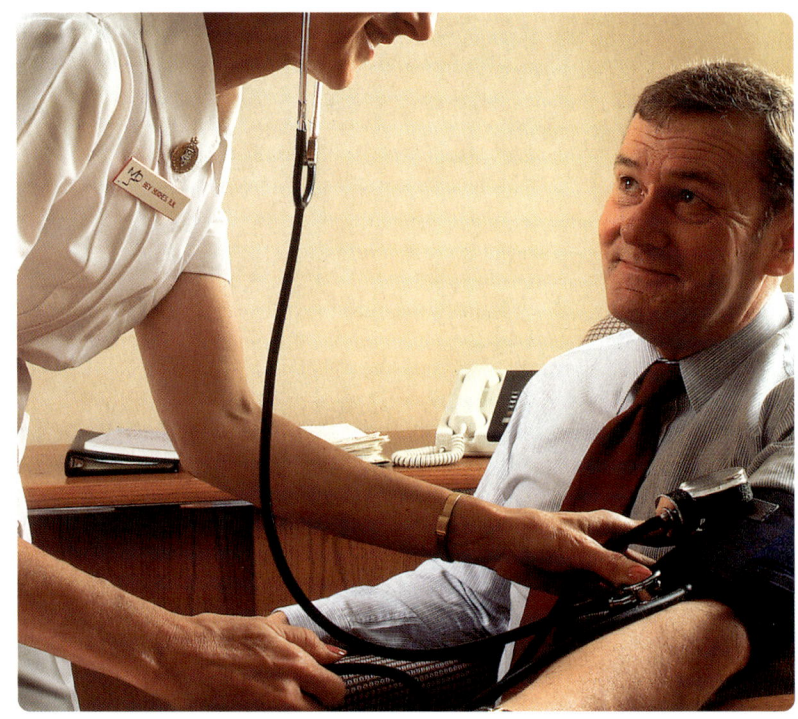

Die Blutdruckwerte geben dem Arzt erste Eindrücke von dem Zustand des Herzens.

linken Herzkammer, die das Blut mit einem kräftigen Stoß in die Hauptschlagader befördert, und zweitens aus der Elastizität der Arterien, die diesen kräftigen Stoß nachgebend abfangen und die so aufgenommene Energie langsam wieder abgeben. Dabei fällt der Druck stetig bis auf den niedrigeren der beiden Werte ab, also in diesem Beispiel bis auf 80 mmHg.

Für Blutdruckwerte, die nicht der Norm entsprechen, kann es verschiedene Gründe geben: Lässt die Elastizität der Arterien nach, weil sie verkalkt sind, können sie nicht mehr so gut nachgeben, und der systolische Blutdruck steigt auf Werte über 140 mmHg an. Nimmt dagegen die Pumpleistung des Herzens stark ab, kann auch der Blutdruck deutlich abfallen, sodass die Organe nicht mehr ausreichend durchblutet werden.

Beim Gesunden passt sich der Blutdruck im gesamten Körper oder auch in bestimmten Körperregionen den Erfordernissen an. In Ruhe ist er niedriger als bei körperlicher Aktivität. Beim Aufrichten aus dem Liegen ziehen sich die Blutgefäße in den Beinen und im Bauchraum zusammen, damit das Gehirn ausreichend mit Blut und dadurch mit Sauerstoff versorgt wird.

OBERER UND UNTERER BLUTDRUCKWERT – WAS IST DIE NORM?

Der obere der beiden Blutdruckwerte beschreibt den systolischen Blutdruck, den maximalen Arteriendruck während der Austreibungsphase oder Systole des Herzens. Der untere Wert beschreibt den diastolischen Wert, den Arteriendruck, den die dehnbaren Arterien aufrechterhalten, während sich das Herz in der Diastole entspannt. Ein gesunder Erwachsener hat in Ruhe einen systolischen Blutdruck zwischen 100 und 130 mmHg und einen diastolischen Druck von etwa 80 mmHg.

Was das Blutbild verrät

Die Untersuchung des Blutes ist besonders wichtig beim Verdacht auf einen Herzinfarkt. Außerdem kann der Arzt mit Hilfe von Bluttests abschätzen, wie groß das Risiko einer Arterienverkalkung und damit die Gefahr eines Herzinfarkts ist.

Durch einen Herzinfarkt wird der Herzmuskel geschädigt; infolgedessen werden bestimmte Eiweißstoffe – so genannte Enzyme – in erhöhter Konzentration in das Blut abgegeben. Die besten Marker für das Vorliegen eines Herzinfarkts und für die Größe des betroffenen Areals sind die Enzyme Kreatinkinase und Troponin, deren Gehalt im Blut etwa sechs Stunden nach dem Infarkt ansteigt und nach etwa 18 Stunden seine maximale Konzentration erreicht.

Eine erhöhte Konzentration des Enzyms Kreatinkinase im Blut ist ein sicheres Anzeichen eines Herzinfarkts.

Wie erkennt der Arzt eine Herzkrankheit?

Weitere Tests untersuchen den Cholesteringehalt im Blut sowie die Verteilung der Cholesterin-Untergruppen (z. B. LDL- und HDL-Cholesterin), die Konzentration von Triglyzeriden (Fette), Salzen (Kalzium, Natrium, Kalium, Magnesium), Blutplättchen, Fibrinogen und Homocystein.

Was lässt sich nun aus solchen Blutwerten ablesen? Eine ungünstige Zusammensetzung der Cholesterin-Untergruppen oder eine zu hohe Konzentration des Eiweißbausteins Homocystein fördert beispielsweise die Arterienverkalkung. Eine hohe Konzentration des Eiweißstoffes Fibrinogen erhöht die Gerinnungsneigung des Blutes, also die Gefahr, dass sich Blutpfropfen in den Gefäßen bilden.

Weichen Cholesterin-, Fibrinogen- und Homocysteingehalt im Blut stark vom Normalwert ab, muss der Arzt eine entsprechende Therapie einleiten, um das Risiko einer Herzerkrankung zu reduzieren.

SO SOLLTEN IHRE BLUTWERTE AUSSEHEN

Substanz	Normalwert
Gesamt-Cholesterin	130–200 mg/dl
HDL-Cholesterin	Männer: > 35 mg/dl
	Frauen: > 45 mg/dl
LDL-Cholesterin	< 150 mg/dl
Lipoprotein Lp (a)	< 30 mg/dl
Neutralfette (Triglyzeride)	35–172 mg/dl
Fibrinogen	170–410 mg/dl
Blutplättchen (Thrombozyten)	140–400 pro nl
Homocystein	< 15 µmol/l

Abkürzungen:
mg/dl – Milligramm pro Deziliter (100 Milliliter)
nl – Nanoliter
µmol/l – Mikromol pro Liter
> – größer als
< – kleiner als

Das EKG – Messung der elektrischen Ströme im Herzen

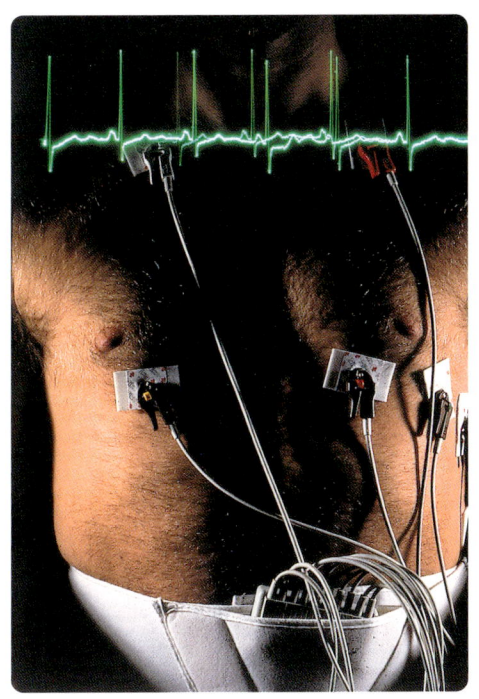

Im ersten Kapitel haben Sie erfahren, dass die Funktionsweise des Herzens auf elektrischen Vorgängen beruht. Das Elektrokardiogramm, kurz EKG, leitet die elektrischen Erregungen des Herzmuskels von der Körperoberfläche ab und zeichnet sie auf. Um die Herzströme zu erfassen, werden Elektroden – das sind kleine Metallplättchen – am Brustkorb sowie an den Hand- und Fußgelenken angelegt. Der Verlauf der elektrischen Erregung, die Größe der Herzhöhlen, die Kontraktion der Vorhöfe und Kammern sowie die Länge der Ruhephase zwischen zwei elektrischen, zum Herzschlag führenden Impulsen spiegeln sich auf dem Messpapier als Linien, Wellen und Zacken wider.

Schwere Durchblutungsstörungen oder Narben im Muskelgewebe des Herzens können zu Störungen der Erregungsleitung führen und zeigen sich deshalb beim EKG als Abweichungen von der normalen Abfolge von Wellen und Zacken. Einige Veränderungen bei der Zusammensetzung des Blutes, wie etwa der Kaliumkonzentration, Vergiftungen oder Überdosierungen bestimmter Medikamente können sich ebenfalls in Störungen der Erregungsbildung und Erregungsleitung des Herzens äußern. Aus diesem Grund kann das EKG fälschlich auf eine Herzerkrankung hindeuten. Es sind also weitere Untersuchungen nötig. Auch Herzrhythmusstörungen kann der Arzt mit dem EKG feststellen.

Beim EKG erfassen Elektroden die Herzströme und machen diese auf dem Bildschirm sichtbar.

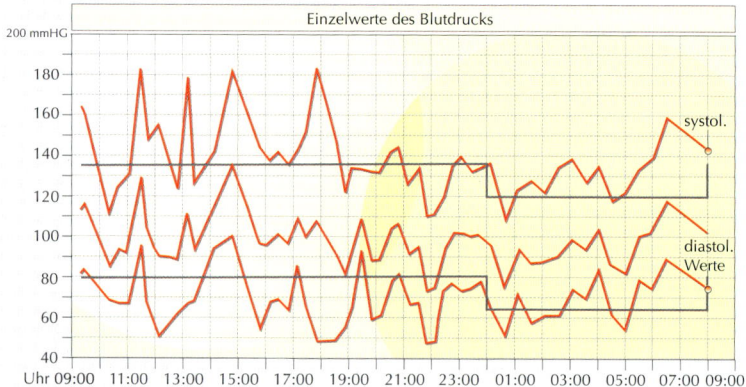

Das Profil einer 24-Stunden-Blutdruckmessung.

Verschiedene EKG–Arten

Zunächst wird ein Ruhe-EKG durchgeführt, bei dem Sie entspannt liegen. Die Herzschlagfolge wird dabei meist 20 Sekunden lang abgeleitet. Manche Störungen am Herzen zeigen sich jedoch nur bei körperlicher Belastung oder über einen längeren Zeitraum. Um diese zu erfassen, werden spezielle EKG-Arten wie ein Belastungs-EKG oder ein Langzeit-EKG angewendet.

So gibt es Rhythmusstörungen, die sehr selten auftreten, nur wenige Male täglich, nur wöchentlich, monatlich oder noch seltener. Bei einem entsprechenden Verdacht wird der Arzt bei Ihnen ein Langzeit-EKG durchführen. Dabei werden in einem tragbaren EKG-Monitor, auch Holter-Monitor genannt, zwölf bis 48 Stunden lang die elektrischen Signale des Herzens aufgezeichnet.

Das Belastungs-EKG wird mit Hilfe eines Fahrrad-Ergometers oder eines Laufbands erstellt. Spürt der Patient Schmerzen, oder zeigt die Aufzeichnung starke Veränderungen, wird die Untersuchung abgebrochen.

Das Belastungs-EKG wird während körperlicher Aktivität abgeleitet. Sie benutzen dabei ein Fahrrad-Ergometer. Der Arzt bestimmt, wie hoch die Belastung, die allmählich ansteigt, sein soll. So lassen sich Durchblutungsstörungen des Herzens oder Herzrhythmusstörungen nachweisen, die erst bei Belastungssituationen auftreten. Allerdings können gerade Durchblutungsstörungen auch mit einem Belastungs-

EKG nicht immer sicher festgestellt werden, sodass in manchen Fällen nuklearmedizinische Untersuchungsmethoden oder andere Bild gebende Verfahren notwendig werden können. Mehr darüber lesen Sie in den nächsten Abschnitten.

Ein Blick ins Körperinnere

Mit den Bild gebenden Methoden kann der Arzt ohne einen Eingriff in den Körper das Innere des Herzens untersuchen. Dabei wird die Energie von Schwingungen und Strahlungen sichtbar gemacht. Zu der bekannten Untersuchung mit Röntgenstrahlen sind in den letzten Jahren einige Verfahren hinzugekommen, die wesentlich genauere Auskünfte über Art und Schweregrad einer Herzerkrankung geben können.

Die Fortschritte auf dem Gebiet der Medizintechnik kommen Herzpatienten zugute: Computer- und Kernspintomographie liefern Bilder der inneren Körperschichten.

Die Röntgenuntersuchung

Eine Röntgenuntersuchung liefert eine Orientierung über die Lage innerer Organe. Auf dem Röntgenbild zeigen sich eine Vergrößerung des Herzens und andere auffällige Veränderungen des Herzumrisses, beispielsweise bei angeborenen Herzfehlern. Auch Flüssigkeitsansammlungen in der Lunge, die sich auf Grund einer Herzschwäche gebildet haben, sind auf einer Röntgenaufnahme sichtbar. Ein besonderes Röntgenverfahren, die Computertomographie (CT), ermöglicht die schichtweise Darstellung von Körperregionen.

Die Kernspintomographie

Bei der Kernspintomographie – auch Magnetresonanztomographie genannt – werden keine Röntgenstrahlen verwendet, um die inneren Organe sichtbar zu machen, sondern von außen angelegte Magnetfelder. Ein Kernspintomograph ist eine lange Röhre, in welcher der Patient etwa 30 bis 45 Minuten liegt, während der Apparat ähnlich wie bei der Computertomographie schichtweise Aufnahmen anfertigt. Abgesehen davon, dass bei der Kernspintomographie eine Strahlenbelastung entfällt, besteht ihr besonderer Vorzug gegenüber dem Röntgenverfahren darin, dass sich wasserreiche Gewebe gut darstellen lassen. Mit der Kernspintomographie können die Dicke der Herzwände bestimmt, die großen Herzkranzgefäße beurteilt und angeborene Herzfehler entdeckt werden.

Ultraschalluntersuchung des Herzens: Echokardiographie

Ultraschallverfahren benutzen Schallwellen, die das menschliche Gehör nicht wahrnimmt. Wenn diese Schallwellen auf Körpergewebe treffen, entsteht ein Echo, das vom Gerät aufgefangen und elektronisch in ein Bild umgewandelt wird. Dieses gibt Aufschluss über die Tiefe und Dichte innerer Körperstrukturen. Die Untersuchung ist unschädlich und schmerzfrei.

Die Ultraschalluntersuchung ist im Gegensatz zur Röntgendiagnostik frei von schädlichen Nebenwirkungen.

WAS LEISTET DIE ECHOKARDIOGRAPHIE?

Die Ultraschalluntersuchung des Herzens ermöglicht dem Arzt die Beurteilung
- *der anatomischen Strukturen des Herzens*
- *der Funktion der Herzklappen*
- *der Pumpleistung des Herzmuskels*
- *des Blutflusses im Herzen*

Bei der Echokardiographie liegen Sie meistens. Wie beim EKG kann jedoch in manchen Fällen eine Untersuchung, während der Sie sich körperlich anstrengen, genauere oder ergänzende Informationen liefern. Eine besondere Form der Echokardiographie ist die **Doppler-Echokardiographie**. Dabei wird der Blutstrom mit Hilfe eines empfindlichen Mikrofons hörbar gemacht. Die **Farb-Doppler-Echokardiographie** stellt zusätzlich den Blutfluss – abhängig von seiner Richtung und Geschwindigkeit – in unterschiedlichen Farben dar.

Nuklearmedizinische Verfahren

Bei nuklearmedizinischen Untersuchungsmethoden, welche die Ärzte auch als Szintigraphie bezeichnen, wird eine kleine Menge an radioaktivem Material in die Blutbahn gespritzt. Die Verteilung dieser Substanzen im Körper wird dann von einem Scanner aufgezeichnet. Solche Verfahren werden eingesetzt, wenn EKG und Ultraschall keine ausreichenden Informationen für eine sichere Diagnose liefern.

Die **Positronen-Emissions-Tomographie (PET)** weist die Stoffwechsel-Aktivität in den untersuchten Geweben nach. Dazu werden spezielle radioaktive Substanzen, so genannte Isotope, in eine Vene gespritzt. Die Wechselwirkung zwischen diesen Isotopen und den Körpergeweben kann mit einem Positronen-Emissions-Tomographen sichtbar gemacht werden: Gut durchblutetes, ernährtes Gewebe und Gewebe, das unter Sauerstoffmangel leidet – wie es bei einer Verkalkung der Herzkranzgefäße der Fall ist –, lassen sich nun deutlich voneinander unterscheiden.

Bei der **Myokardszintigraphie** wird radioaktives Thallium oder eine andere schwach radioaktive Substanz verwendet. Dadurch wird das Myokard, also der Herzmuskel, mit der so genannten Gamma-Kamera sichtbar gemacht. Sind bestimmte Bereiche des Herzmuskels nur schlecht durchblutet oder wie z. B. nach einem Herzinfarkt vernarbt und gar nicht durchblutet, kann sich dort kein oder nur wenig Thallium anreichern. Die Myokardszintigraphie wird in der Regel unter körperlicher Belastung vorgenommen, da eine Durchblutungsstörung oft erst dann zu erkennen ist.

Bei der Szintigraphie kommen Gamma strahlende Substanzen zum Einsatz. Ihre Verteilung wird von einem Scanner aufgezeichnet und auf dem Bildschirm oder als Ausdruck sichtbar gemacht.

Mit einer **Radionuklid-Ventrikulographie** kann die Leistung der Herzkammern (lateinisch: Ventrikel) beurteilt werden. Auch sie kann in Ruhe oder bei Belastung durchgeführt werden. Radioaktives Technetium heftet sich an die roten Blutkörperchen, deren Bewegung mit einer Gamma-Kamera verfolgt wird. So lässt sich beispielsweise die Menge des Blutes bestimmen, die das Herz während einer Kontraktion und innerhalb einer Minute in den Blutkreislauf ausstößt.

Der Herzkatheter – die Untersuchung von innen

Bei dieser Methode wird ein nur wenige Millimeter dicker Schlauch, der Katheter, bis zum Herzen vorgeschoben, um dort mit empfindlichen Sonden den Sauerstoffgehalt des Blutes, den Druck im Herzen und den Blutfluss zu messen. Mit Hilfe eines Kontrastmittels können auf einem Röntgenbild zudem die Herzkammern, die Herzklappen und auch die Herzkranzgefäße abgebildet werden. Auf diese Weise ist zu erkennen, wo sich Gefäßverengungen befinden und welches Ausmaß sie haben. Weil mit diesem Verfahren die Koronararterien (Herzkranzgefäße) sichtbar werden, heißt es auch Koronarangiographie.

Wenn von einer Herzkatheter-Untersuchung die Rede ist, so ist meistens die Linksherzkatheter-Untersuchung gemeint. Dabei wird der Katheter über die Aorta zur linken Herzhälfte geführt. Bei einer Rechtsherzkatheter-Untersuchung wird ein Katheter von einer großen Hohlvene zur rechten Herzhälfte geführt. Auf diesem Weg lässt sich ein möglicher Blutrückstau in der rechten Herzhälfte aufspüren.

Die Koronarangiographie macht die Herzkranzgefäße durch ein Kontrastmittel sichtbar.

Elektrophysiologische Katheteruntersuchung

Mit dieser Methode versucht der Arzt, Störungen des Herzrhythmus genau zu charakterisieren und möglichst die Bezirke zu finden, die für

---

SIND HERZKATHETER-UNTERSUCHUNGEN FÜR MICH SCHMERZHAFT?

Im Allgemeinen sind sie schmerzfrei. Allerdings kann das Kontrastmittel eine leichte Übelkeit oder ein kurzes Hitzegefühl auslösen. Da bei der Linksherzkatheter-Untersuchung eine große Körperarterie geöffnet wird, die unter hohem Druck steht, muss diese nach der Untersuchung kräftig abgedrückt werden, damit keine Nachblutungen auftreten.

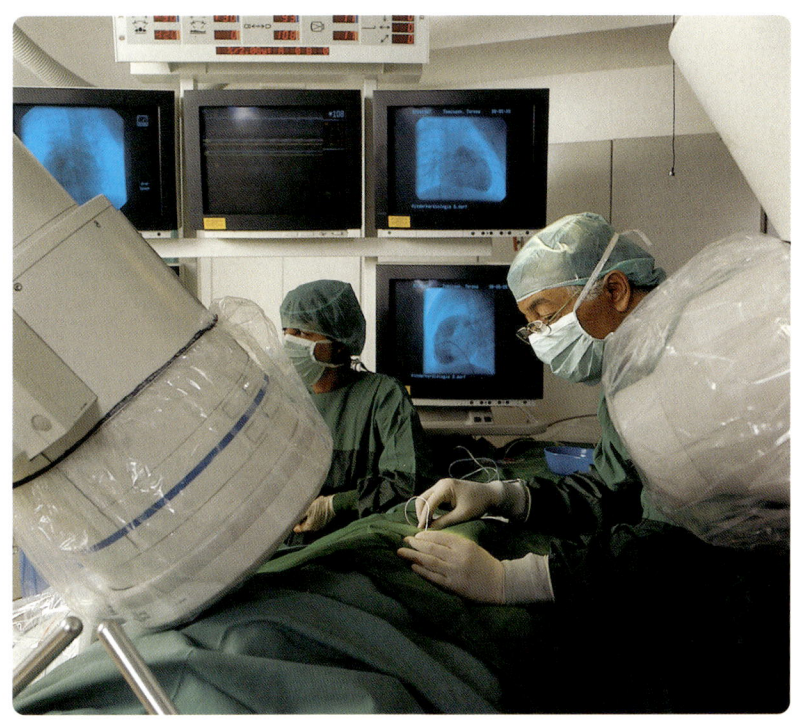

Bei der Katheterablation wird Herzmuskelgewebe erhitzt und so zerstört.

die Entstehung der Herzrhythmusstörungen verantwortlich sind. Sie wird angewendet, wenn ein Patient nicht ausreichend auf die verordneten Medikamente anspricht oder gar ein plötzlicher Herztod droht. Die Untersuchung wird ähnlich wie eine Rechtsherzkatheter-Untersuchung durchgeführt. Ein Katheter, der mit Elektroden versehen ist, wird über eine Vene in das rechte Herz eingeführt, um das Muster der elektrischen Erregung und Erregungsleitung direkt am Herzen zu ermitteln. Das Herz kann bei der Untersuchung elektrisch stimuliert werden, um die dem Patienten bekannten Rhythmusstörungen auszulösen. Manchmal gelingt es, sie zu beheben, indem die verantwortliche Stelle – eine winzige Ansammlung von Herzmuskelzellen – verödet wird, das heißt, das Gewebe wird stark erwärmt und dadurch zerstört (Katheterablation).

Krankes Herz – zu Ursachen und Behandlung

Sie haben es den vorigen Kapiteln wahrscheinlich schon entnommen: Für Herzerkrankungen gibt es verschiedene Ursachen. Einige von ihnen rühren von einer Arterienverkalkung her, die sich im Laufe des Lebens entwickelt hat. Eine solche Verkalkung der Herzkranzarterien kann zum Herzinfarkt oder zu einer Herzschwäche führen.

Herzfehler und eine gestörte Funktion der Herzklappen können angeboren oder später erworben worden sein. Häufig sind hierfür Infektionen verantwortlich. Herzrhythmusstörungen entstehen durch Stress oder als Nebenwirkung von Medikamenten, sie können auf einer Durchblutungsstörung des Herzens oder einer Schilddrüsenüberfunktion beruhen oder eben auch angeboren sein. Dieses Kapitel beschreibt die jeweiligen Ursachen und möglichen Behandlungswege.

Wissenswertes

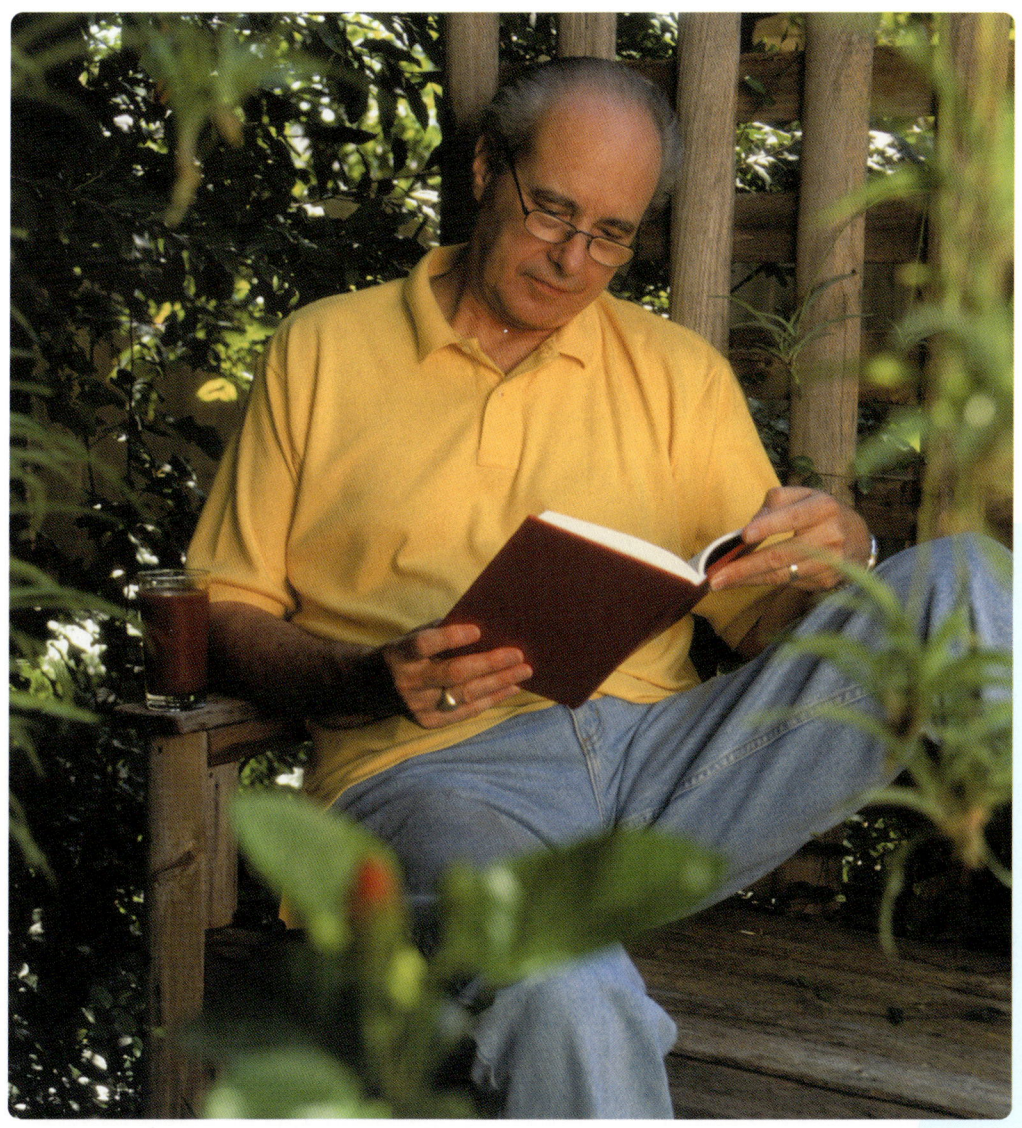

Grundlagen & Behandlungsformen

Arterienverkalkung: die Wurzel allen Übels?

Die Arterienverkalkung (Arteriosklerose) ist die häufigste Erkrankung der Arterien und zugleich die häufigste Ursache für Herzinfarkt, plötzlichen Herztod und übrigens auch für den Schlaganfall. Sie führt zu Störungen der Durchblutung und zur mangelnden Versorgung der Gewebe und Organe mit Sauerstoff und anderen Nährstoffen.
Eine Arteriosklerose befällt alle Arterien des Körpers, allerdings meistens nicht alle Regionen in gleichem Ausmaß. Die Verkalkung der Herzkranzgefäße – Koronarsklerose – hat Angina pectoris, Herzinfarkt, Herzschwäche und Rhythmusstörungen des Herzens zur Folge.

Wie entsteht Arteriosklerose?

Die Arterien verlieren im Laufe des Lebens und abhängig von verschiedenen Risikofaktoren unterschiedlich schnell an Elastizität und verhärten. Die aufgerauten Wände ziehen weiße Blutkörperchen an, die sich dort anhäufen und LDL-Cholesterin (das »schlechte« Cholesterin, siehe unten) fangen. Diese fetthaltigen Zellen bilden fettige Streifen an der Innenwand der Gefäße und nehmen Kalzium, Zellreste und Fibrin, einen wichtigen Eiweißstoff bei der Blutgerinnung, aus dem Blut auf. Es bilden sich schorfähnliche Ablagerungen, die man Plaques nennt.
Wenn diese Plaque-Bildung zunimmt, verdickt sich die innere Schicht der Arterien. Diese Verdickung kann so weit führen, dass das Lumen des Blutgefäßes immer weiter eingeengt wird und schließlich verschlossen ist. Das Gewebe in diesem Bereich leidet infolgedessen an einem Mangel an Blut und Sauerstoff. Ein solcher Mangelzustand wird als Ischämie bezeichnet. Geht Gewebe wegen einer ausgeprägten oder lang anhaltenden Ischämie zugrunde, nennt man dies einen Infarkt (z. B. Herzinfarkt, Hirninfarkt). Eine Plaque kann auch aufbrechen und bluten. Tatsächlich tritt ein Herzinfarkt meistens dann auf, wenn

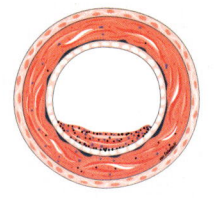

Lumen

Blutgefäß mit normaler Lichtung (Lumen)

Beginnende Arteriosklerose mit geringen Ablagerungen aus Fetten

WAS IST EIGENTLICH CHOLESTERIN?

Cholesterin ist eine fettige Substanz, die von jeder Körperzelle benötigt wird. Zu 80 Prozent wird sie von der Leber selbst gebildet. Den Rest nehmen wir mit der Nahrung auf. Cholesterin kann mit dem Blut nur transportiert werden, wenn es sich mit Proteinen, also Eiweißstoffen, unterschiedlicher Dichte verbindet. Wenn sich zu viel schlechtes LDL-Cholesterin (LDL = low density lipoprotein) im Blut befindet, geben die LDL-Partikel Cholesterin an die Arterienwände ab. Das gute HDL-Cholesterin (HDL = high density lipoprotein) kann überflüssiges Cholesterin aufnehmen und so vor Arteriosklerose schützen. Ein Gesamt-Cholesterinwert bis 200 Milligramm pro Deziliter (mg/dl) und ein LDL-Wert bis 130 mg/dl gelten als normal.

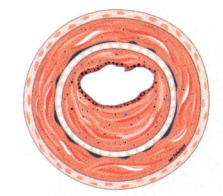

Fortgeschrittenes Stadium mit Plaques und Gefäßverengung

eine Ablagerung in einer Herzkranzarterie plötzlich aufbricht und ein Blutpfropf die Arterie verschließt.

Nach neueren Forschungsergebnissen sind nicht nur die unten genannten Risikofaktoren an der Entstehung einer Arteriosklerose beteiligt, sondern auch das Bakterium *Chlamydia pneumoniae*, das durch Tröpfcheninfektionen (Husten, Niesen) übertragen wird. Dieses Bakterium scheint für die Bildung von Plaques mitverantwortlich zu sein, denn es ist in vielen Fällen in den arteriosklerotischen Ablagerungen zu finden.

Risikofaktoren der Arteriosklerose

Wissenschaftler haben verschiedene Faktoren entdeckt, die das Risiko für eine Arterienverkalkung und damit auch eine Erkrankung der Herzkranzgefäße erhöhen. Dazu zählen Faktoren, die Sie selbst mit Ihrer Lebensweise beeinflussen können, und solche, die nicht beeinflussbar sind. Die folgende Tabelle stellt diese Risikofaktoren zusammen.

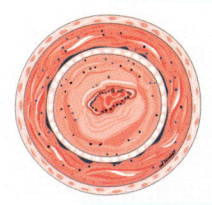

Vollständiger Verschluss des Gefäßes durch ein Blutgerinnsel: Infarkt

RISIKOFAKTOREN FÜR DIE ARTERIOSKLEROSE

Beeinflussbare Faktoren 1. Ordnung (am wichtigsten)	Beeinflussbare Faktoren 2. Ordnung	Unbeeinflussbare Faktoren
Fettstoffwechselstörungen (erhöhtes Cholesterin, hohes LDL, niedriges HDL, erhöhte Neutralfette)	Erhöhtes Lipoprotein (a) (verstärkt die Blutgerinnungsneigung)	Genetische Veranlagung
Hoher Blutdruck	Erhöhtes Fibrinogen (verstärkt die Blutgerinnung)	Hohes Lebensalter
Zuckerkrankheit (Diabetes mellitus)	Erhöhtes Homocystein (Eiweißbaustein; verstärkt die Arterienverkalkung)	Männliches Geschlecht
Zigarettenrauchen	Genetischer Defekt von t-PA (verstärkt die Gerinnungsneigung) Bewegungsmangel Negativer Stress, z. B. Hektik, Zeitdruck, übertriebener Ehrgeiz, ständige Überforderung	

Man kann sein Arterioskleroserisiko deutlich senken, wenn man die beeinflussbaren Risikofaktoren angeht. Also achten Sie darauf, sich gesund zu ernähren, hören Sie mit dem Rauchen auf, treiben Sie Sport, und entspannen Sie vom täglichen Stress.

Arteriosklerose erkennen und behandeln

In erster Linie sind es die Bild gebenden Untersuchungsverfahren (siehe Seite 31) wie etwa der Ultraschall und die Röntgenuntersuchung mit Kontrastmitteln, die eine Arteriosklerose erkennbar machen.

Zur Behandlung können Medikamente eingesetzt werden, welche die Durchblutung verbessern sollen, mit Hilfe von operativen Eingriffen werden Plaques beseitigt oder Engstellen von Gefäßen überbrückt (Bypass-Operation). Näheres hierzu lesen Sie im Abschnitt über die Koronarsklerose (siehe Seite 42).

SO WIRD ARTERIOSKLEROSE BEHANDELT

Grundlage jeder Therapie sind Maßnahmen, die das Fortschreiten der Erkrankung verlangsamen oder anhalten können:

- *Fettarme Ernährung*
- *Übergewicht abbauen*
- *Viel Bewegung*
- *Mit dem Rauchen aufhören*
- *Auslöser wie Bluthochdruck und Zuckerkrankheit behandeln*
- *Bei erhöhter Konzentration von Homocystein im Blut Einnahme von Folsäure, Vitamine B_6 und B_{12}*
- *Medikamente gegen Fettstoffwechselstörungen*
- *Arzneimittel zur Verbesserung der Fließeigenschaften des Blutes*

Koronare Herzkrankheit: Sauerstoffmangel im Herzmuskel

Die koronare Herzkrankheit ist in den Industrieländern derzeit die häufigste Todesursache. Bei Männern kommt sie öfter vor als bei Frauen. Der Begriff »koronar« leitet sich vom lateinischen Wort »corona« für Kranz ab und deutet an, dass es sich dabei meistens um eine Arteriosklerose der Herzkranzgefäße handelt. Sie erinnern sich an die Erläuterungen im ersten Kapitel: Herzkranzgefäße sind Arterien, die das Herz mit Blut und dadurch mit lebenswichtigem Sauerstoff versorgen. Die koronare Herzkrankheit ist charakterisiert durch ein Missverhältnis zwischen dem Bedarf an Sauerstoff und der Zufuhr von Sauerstoff. Im schlimmsten Fall führt dieses Missverhältnis zu einer so

Die koronare Herzkrankheit ist eine Wohlstandskrankheit – sie ist vor allem in den Industrieländern der westlichen Welt verbreitet. Zehn Prozent der Deutschen leiden an einer solchen Erkrankung.

URSACHEN DER KORONAREN HERZKRANKHEIT

- *Arteriosklerose der großen Herzkranzgefäße, Koronarsklerose (95 Prozent der Fälle)*
- *Krämpfe der Koronararterien*
- *Verengung der kleinen Herzkranzgefäße (engl. Small Vessel Disease: »Klein-Gefäß-Krankheit«), wie sie beispielsweise bei der Zuckerkrankheit auftreten kann*

---

starken Unterversorgung der Herzzellen, dass sie zugrunde gehen, also ein Herzinfarkt eintritt.

Die koronare Herzkrankheit beruht meistens auf einer Verengung einer Herzkranzarterie (Koronararterie) im Rahmen einer Arteriosklerose. Dies führt zu einer Unterversorgung des Herzmuskels mit Sauerstoff (Ischämie), die sich zunächst vor allem bei Belastung bemerkbar macht. Ein Herzinfarkt tritt auf, wenn die Verengung so weit zunimmt, dass Herzmuskelgewebe abstirbt.

Wie äußert sich die koronare Herzkrankheit?

Eine Koronarsklerose kann lange Zeit unbemerkt bleiben, bis die Gefäße so weit eingeengt sind oder durch ein Blutgerinnsel plötzlich blockiert werden, dass der Herzmuskel oder Teile des Herzmuskels nicht mehr ausreichend mit Sauerstoff und anderen Nährstoffen versorgt werden. In etwa 55 Prozent der Fälle tritt dann der typische Angina-pectoris-Anfall auf (siehe Seite 18). Zu ungefähr 25 Prozent macht sich die Koronarsklerose erstmals durch einen Herzinfarkt bemerkbar und zu 20 Prozent durch den plötzlichen Herztod. Weitere mögliche Folgen sind Herzschwäche (Herzinsuffizienz) und Herzrhythmusstörungen.

Mehr als die Hälfte aller Mangelversorgungen des Herzens gehen allerdings ohne Schmerzen einher. Sogar Herzinfarkte können stumm, d.h. ohne deutliche Symptome verlaufen, wenn nur wenige Herzmuskelzellen abgestorben sind.

Untersuchung beim Arzt

Wenn der Arzt bei Ihnen eine koronare Herzkrankheit vermutet, wird er zuerst ein EKG (siehe Seite 29) durchführen. Allerdings ist das Ruhe-EKG häufig auch bei schwerer Koronarsklerose unauffällig. Selbst ein

Belastungs-EKG kann nur in etwa 80 Prozent der Fälle eine ausge-
prägte Arterienverkalkung der Herzkranzgefäße nachweisen. In rund
20 Prozent der Fälle wird eine schwere Koronarsklerose nicht entdeckt.
Mit dem Langzeit-EKG lassen sich Rhythmusstörungen feststellen, die
oftmals bei einer Mangeldurchblutung des Herzens auftreten.
Außerdem stehen die Bild gebenden Verfahren (siehe Seite 31), darunter die Ultraschalluntersuchung des Herzens und nuklearmedizinische
Methoden, zur Verfügung. Sie geben Auskunft über die Funktion und
Durchblutungssituation des Herzens. Mit dem Herzkatheter (siehe
Seite 34) lassen sich Verengungen der drei großen Herzkranzgefäße im
Röntgenbild sichtbar machen. Zudem können Bereiche der Herzwand
ermittelt werden, die sich infolge eines Herzinfarkts nicht oder kaum
bewegen.

Die Behandlung mit Medikamenten

Die koronare Herzkrankheit ist eine fortschreitende Erkrankung. Deshalb müssen nicht nur akute Probleme wie Angina pectoris, Herzinfarkt und schwere Rhythmusstörungen bewältigt werden, sondern der

*Medikamente allein
reichen nicht – Sie
müssen Ihre Lebens-
weise umstellen!*

Arzt wird sein besonderes Augenmerk
zudem auf eine langfristige Strategie
legen. Er wird Ihnen einerseits Medikamente verordnen, andererseits aber
auch dringend dazu raten, Ihre Lebensweise umzustellen. Welche Risikofaktoren Sie vermeiden können,
haben Sie im Abschnitt über Arteriosklerose bereits erfahren. Auf diesem
Weg sollen sowohl die Symptome
kontrolliert als auch der fortschreitende Prozess der Gefäßverkalkung
verlangsamt oder angehalten werden.

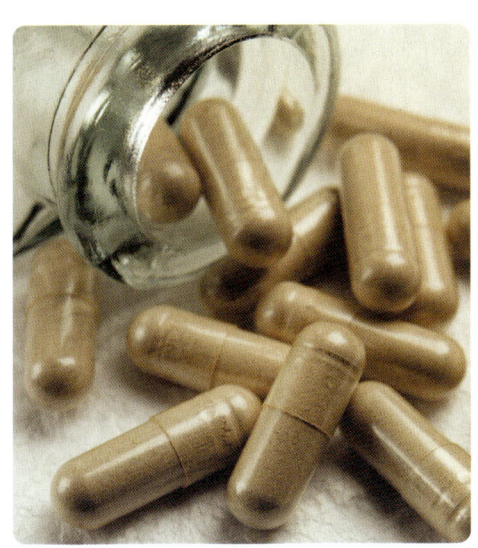

Nitrate entspannen und weiten die Blutgefäße, sodass sich der Blutfluss durch die Herzkranzgefäße verbessert. Nitroglyzerin, das bekannteste Nitrat, wird als Kapsel im Mund aufgebissen (Zerbeißkapsel) oder als Spray unter die Zunge gesprüht. Es wirkt sehr schnell, im Allgemeinen in weniger als einer Minute, und kann bei einem akuten Angina-pectoris-Anfall verwendet werden. Lang wirkende Nitrate in Tablettenform eignen sich für die langfristige Einnahme.

ACE-Hemmer blockieren die Aktivierung von Angiotensin, einem Enzym, das die Blutgefäße zur Kontraktion veranlasst. Sie führen so zur Gefäßerweiterung, verbessern den Blutfluss und senken den Blutdruck. Zudem hemmen sie Entzündungsprozesse bei Blutgefäßen.

Kalzium-Antagonisten (Kalziumkanal-Blocker) hemmen die Kalziumaufnahme in die Zellen. Kalzium trägt zur Kontraktion der Blutgefäße bei. Da diese Medikamente das Kalzium sozusagen ausschalten, führen sie zur Gefäßerweiterung. Sie werden daher bei koronarer Herzkrankheit und bei hohem Blutdruck verwendet. Kalzium-Antagonisten können auch helfen, Krämpfen der Herzkranzgefäße vorzubeugen.

Betablocker verringern den Blutbedarf des Herzens, indem sie die stimulierende Wirkung des Hormons Adrenalin auf das Herz hemmen. Sie reduzieren die Herzfrequenz und den Blutdruck, sodass der Sauerstoffbedarf des Herzens vermindert und der Blutfluss durch die Herzkranzgefäße verbessert wird. Einige Betablocker weiten zudem die Blutgefäße.

Thrombozyten-Aggregationshemmer sollen verhindern, dass sich Blutplättchen (Thrombozyten) zusammenballen (»aggregieren«) und ein Blutgerinnsel bilden. Sie beugen dadurch einem Herzinfarkt vor, der durch einen Blutpfropfen in einer Koronararterie ausgelöst werden könnte. Der bekannteste Vertreter dieser Gruppe von Medikamenten ist das Aspirin mit seinem Wirkstoff Azetylsalizylsäure.

Nicht immer reichen jedoch Medikamente aus, um den Krankheitsverlauf zu stoppen. Dann müssen Sie mit Ihrem Arzt zusammen eine Ope-

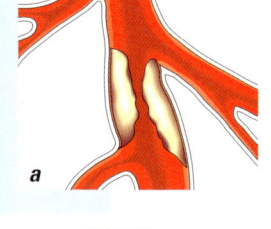

a

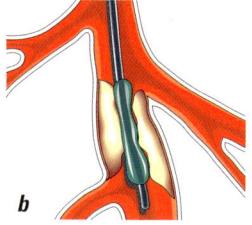

b

Ist ein Blutgefäß verengt (a) wird es mit Hilfe der Angioplastie (Ballondilatation) geweitet. Ein Katheter, an dessen Spitze ein winziger Ballon sitzt, wird zur Engstelle geschoben (b).

ration erwägen. Die operativen Behandlungsmöglichkeiten der koronaren Herzkrankheit wurden in den vergangenen Jahrzehnten erheblich verbessert und haben Tausenden von Menschen das Leben gerettet und ihre Beschwerden gelindert. Grundsätzlich stehen zwei Alternativen zur Verfügung: die Angioplastie und die Bypass-Operation.

Angioplastie: die Engstellen weiten

Der Begriff Angioplastie ist aus den lateinischen Wörtern »angio« (Blutgefäß) und »plastinare« (formen, bilden) zusammengesetzt. Dieser operative Eingriff ist häufig der erste Schritt, wenn Medikamente nicht mehr ausreichend Linderung der Beschwerden bringen. Er ist eine vergleichsweise schnelle, sichere und effektive Behandlungsmaßnahme. Meistens wird sie durchgeführt, wenn sich eine Verengung nur in einem Herzkranzgefäß befindet und mit einem Katheter gut erreichbar ist.

Es gibt verschiedene Angioplastie-Verfahren. Üblicherweise wird die Engstelle im Gefäß mit einem kleinen Ballon geweitet, der sich am Ende eines Herzkatheters befindet und aufgeblasen wird. Die Angioplastie heißt deshalb auch Ballondilatation. Während sich der Ballon mit Luft füllt, drückt er den arteriosklerotischen Plaque zusammen und verteilt ihn um. Der Ballon wird meistens mehrfach aufgeblasen und

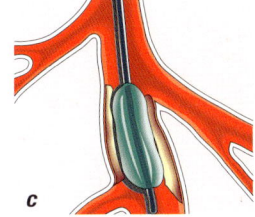

c

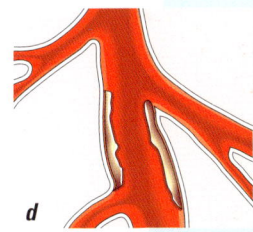

d

Dort wird der Ballon aufgeblasen (c). Dabei werden die Ablagerungen zusammengepresst. Der Katheter wird dann entfernt, das Blut kann wieder besser fließen (d).

WEITERE VERFAHREN ZUR BESEITIGUNG VON ENGSTELLEN IN DEN GEFÄSSEN

- *Koronare Atherektomie: Die Verengung in der Arterie wird mit kleinsten rasierer- oder fräserähnlichen Geräten abgeschabt bzw. aufgefräst*
- *Laserstrahlen*
- *Ultraschallwellen*

wieder entleert. Zusätzlich kann ein so genannter Stent an die zuvor verengte Stelle eingesetzt werden. Ein Stent ist eine kurze gitterartige Gefäßstütze aus Edelmetall, die das Lumen der Arterie offen hält und damit einen erneuten Verschluss des Blutgefäßes an dieser Stelle verhindern soll. Die unmittelbare Erfolgsrate der Angioplastie beträgt 90 bis 95 Prozent. Auf 1000 Angioplastien kommen ein bis fünf Todesfälle.

Bypass-Operation: die Engstelle überbrücken

Diese Operation an den Herzkranzgefäßen wird am offenen Herzen durchgeführt. Dabei werden die verengten Stellen in den Arterien nicht angetastet, sondern durch unwichtige Blutgefäße, die meistens vom Bein oder aus der Brust entnommen werden, umgangen. Es wird sozusagen eine Umgehungsstraße gebaut. Die Entscheidung zwischen einem vergleichsweise kleinen Eingriff, wie sie die Angioplastie darstellt, und einer Operation am offenen Herzen ist sorgfältig abzuwägen. Lassen Sie sich von Ihrem Arzt beraten.

Meistens finden sich Verengungen der Herzkranzgefäße in den ersten beiden Zentimetern der großen Herzkranzgefäße und seltener in kleineren Arterien. Daher kann ein Ende des neuen Gefäßstücks in die Aorta und das andere Ende in das Herzkranzgefäß hinter der Verengung eingenäht werden. Über diesen neuen Abschnitt wird der betroffene Herzmuskelbereich wieder besser durchblutet.

Eine Bypass-Operation ist sinnvoll, wenn der Hauptstamm der linken Koronararterie erheblich eingeengt ist, drei oder mehr Herzkranzgefäße eingeengt sind und bei schwerer Angina pectoris, die auf Medikamente nicht anspricht. Etwa 80 Prozent der Patienten sind nach dem Eingriff beschwerdefrei. Auf 100 Operationen kommt allerdings ein Todesfall.

Um eine solche große Operation, bei der das Brustbein durchtrennt, das Herz stillgelegt und eine Herz-Lungen-Maschine eingesetzt werden muss, zu vermeiden, werden seit einigen Jahren auch die moder-

Bei einer Bypass-Operation wird eine Verengung eines oder mehrerer Koronargefäße durch ein eingenähtes Umgehungsgefäß zwischen der Aorta und dem betroffenen Herzkranzgefäß überbrückt. Eine weitere Möglichkeit ist die Umgehung der Verengung durch eine Brustwandarterie, deren unteres Ende unterhalb der Verengung in ein Herzkranzgefäß eingepflanzt wird.

nen, minimal invasiven Verfahren eingesetzt. So ist beim MIDCAB-Verfahren die Vorderseite des schlagenden Herzens durch ein kleines Fenster im Brustkorb erreichbar. Der Organismus wird dadurch weniger belastet. Allerdings ist nur ein begrenzter Teil des Herzens für den Operateur zugänglich.

Herzinfarkt: Herzmuskelzellen sterben

Ein Herzinfarkt trifft viele Menschen »wie aus heiterem Himmel«. Oft kündigt er sich jedoch Wochen, Monate oder gar Jahre zuvor durch eine Angina pectoris an, und eine Verengung der Herzkranzarterien war schon lange bekannt. Als Herzinfarkt bezeichnet man das plötzliche Absterben eines mehr oder weniger großen Bereichs von Herz-

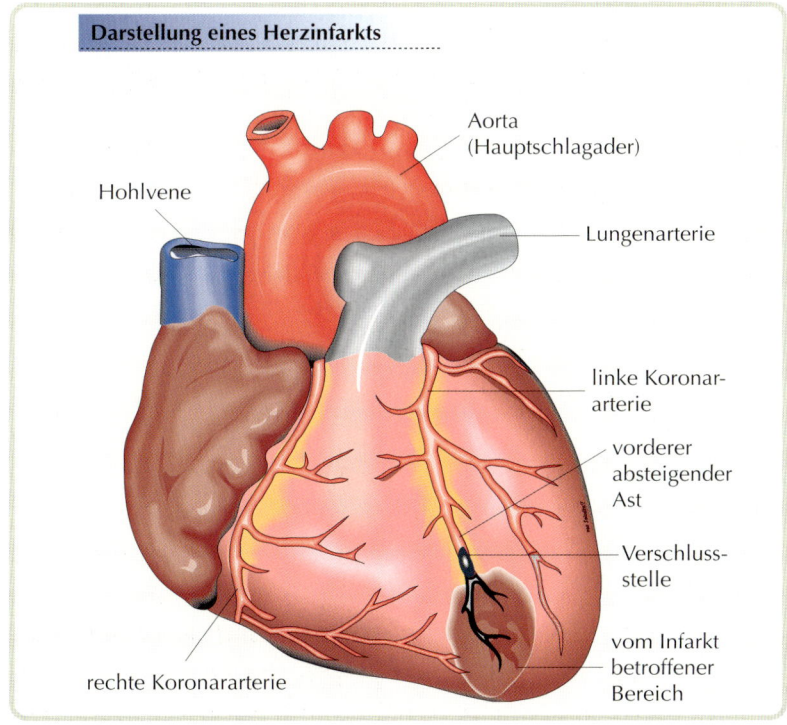

Darstellung eines Herzinfarkts

Aorta (Hauptschlagader)

Hohlvene

Lungenarterie

linke Koronararterie

vorderer absteigender Ast

Verschlussstelle

rechte Koronararterie

vom Infarkt betroffener Bereich

Darstellung eines Herzinfarkts

47

muskelgewebe. Dies geschieht, wenn sich ein Blutgerinnsel (Thrombus) an einer aufgebrochenen Plaque gebildet hat und dadurch ein Herzkranzgefäß verstopft. Die Herzmuskelzellen werden nun nicht mehr ausreichend mit Sauerstoff versorgt und sterben innerhalb von wenigen Stunden ab. Das tote Gewebe wird zu einer Narbe und kann nicht mehr bei der Pumparbeit des Herzens mithelfen. Das Herz wird somit insgesamt in seiner Leistungsfähigkeit geschwächt.

Achten Sie auf die Warnzeichen!

Herzinfarkte werden häufig durch plötzliche Kraftanstrengungen oder auch emotional stark belastende Ereignisse wie große Angst oder übermäßigen Stress ausgelöst. Besteht bereits eine schwere Angina pectoris, können jedoch schon vergleichsweise geringe Belastungen ausreichen. Die folgenden Anzeichen deuten auf einen Herzinfarkt hin:

- Intensives oder anhaltendes Druckgefühl, Schmerz oder brennendes Gefühl in der Brust oder hinter dem Brustbein, das länger als 20 Minuten andauert.
- Schmerzen, die von der Brust in die Arme, in den Rücken, die Schultern, in den Hals, die Zähne oder den Unterkiefer ausstrahlen.
- Ein unangenehmes Gefühl in der Brustgegend oder im oberen Bauchbereich, verbunden mit Schwindelgefühl, Schweißausbruch, Übelkeit, Erbrechen oder Kurzatmigkeit.

Jeder vierte Betroffene eines akuten Infarkts stirbt, weil der Notarzt zu spät gerufen wurde. Die ersten sechs Stunden nach dem Infarkt sind die wichtigsten, um das Ausmaß des Schadens einzudämmen.

Jeder Herzinfarkt ist ein medizinischer Notfall, deshalb sollten Sie bei den oben beschriebenen Beschwerden unbedingt einen Notarzt rufen. Versuchen Sie, Ruhe zu bewahren, rufen Sie die Notrufzentrale an (Telefon: 110) und beschreiben Sie Ihre Symptome. Bei einem Herzinfarkt zählt jede Minute, wichtig sind die ersten sechs Stunden nach Infarktbeginn. Je früher eine wirksame Therapie eingeleitet wird, umso größer ist die Wahrscheinlichkeit, dass das betroffene Herzmuskelgewebe noch gerettet werden kann. Im Krankenhaus werden Sie mit Hilfe von EKG, Bluttests und Ultraschallverfahren gründlich untersucht.

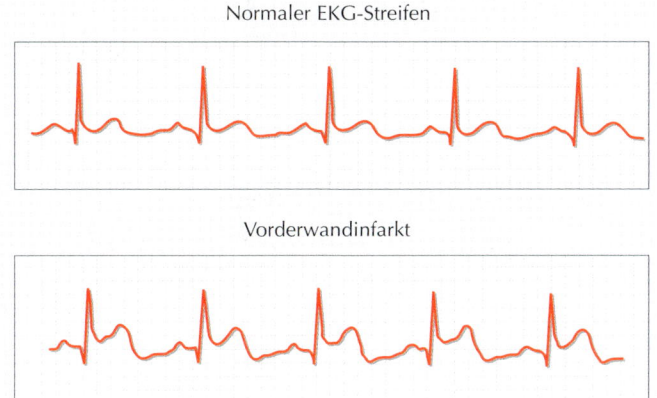

Normaler EKG-Streifen

Vorderwandinfarkt

EKG-Streifen eines Herzgesunden und eines Infarktpatienten im Vergleich.

Die ersten drei Tage entscheiden!

Komplikationen in dieser Frühphase sind leider nicht selten: Schwere Herzrhythmusstörungen und eine Schwäche der linken Herzhälfte können zu Pumpversagen, Lungenödem und Schock führen. In den ersten Tagen nach dem Herzinfarkt liegen Sie auf einer Intensivstation; dort werden die Herz-Kreislauf-Funktionen ständig durch Geräte und das Pflegepersonal überwacht, damit solche Komplikationen sofort erkannt und behandelt werden können. Körperliche Schonung und Bettruhe sind in dieser Phase sehr wichtig.

Auch später können noch Probleme auftreten, wie etwa Einrisse im Herzmuskel, Verschluss einer Arterie durch ein verschlepptes Blutgerinnsel (Embolie), Herzschwäche, Herzrhythmusstörungen oder Entzündungen des Herzbeutels (Perikarditis). Ein weiterer Infarkt ist ebenfalls nicht auszuschließen. Das Risiko für schwere Komplikationen nimmt nun aber deutlich ab. Nun kann und sollte der Organismus etwas belastet werden. Hüten Sie sich jedoch vor Überlastungen!

Die Durchblutung fördern

Wird der Herzinfarkt frühzeitig erkannt, lässt sich die Durchblutung in der verstopften Herzkranzarterie wieder anregen. Oft wird dadurch der

Untergang von Herzmuskelzellen verhindert oder zumindest auf kleine Areale beschränkt. Grundsätzlich gibt es dafür zwei Möglichkeiten:

- Das Blutgerinnsel in der Arterie kann mit einem Medikament aufgelöst werden. Dies gelingt in 70 bis 80 Prozent der Fälle. Die dazu verwendeten Medikamente heißen Streptokinase, Urokinase, tPA und APSAC.
- Ein Herzkatheter mit einem kleinen Ballon wird bis zum Herzen vorgeschoben, um dort die Verengung in dem betroffenen Herzkranzgefäß zu beseitigen. Dieser Eingriff kommt vor allem dann in Frage, wenn rasch, also innerhalb einer Stunde, eine Fachklinik erreicht wird oder wenn die Auflösung des Blutgerinnsels mit einem Medikament nicht erfolgreich war oder nicht durchgeführt werden konnte.

Herzinfarkt – wie geht es weiter?

Nach einem Herzinfarkt sollte man auf eine gesunde Ernährung achten.

Nach einem überstandenen Herzinfarkt erhalten Sie Arzneimittel, die der erneuten Bildung von Blutgerinnseln vorbeugen sollen, und solche, die Komplikationen, vor allem Herzrhythmusstörungen und Herzschwäche, behandeln oder verhindern. Letztere werden in den betreffenden Abschnitten zu diesen Krankheiten besprochen.

Hier geht es um die beiden wichtigsten Medikamente zur Vorbeugung von erneuten Blutgerinnseln: Phenprocoumon (Marcumar) und Azetylsalizylsäure (ASS, Aspirin). **Azetylsalizylsäure** vermindert die Klebrigkeit von Blutplättchen und damit ihre Neigung zusammenzuklumpen. **Phenprocoumon** ist ein Gegenspieler des Vitamin K, das für die Bildung von Stoffen

> **WORAUF SIE ACHTEN SOLLTEN**
>
> *Wenn Sie Phenprocoumon einnehmen, müssen Sie die Gerinnungsfähigkeit Ihres Blutes regelmäßig vom Arzt kontrollieren lassen.*

benötigt wird, die an der Blutgerinnung mitwirken. Es ist ein sehr wirksames Medikament und kann die Gerinnungsneigung stark herabsetzen.

Alle Medikamente, die Thrombosen und Embolien verhindern sollen, erhöhen das Risiko für verstärkte und ungewollte Blutungen. Ihr Arzt wird daher möglicherweise die Gabe von Blutverdünnungsmitteln unterbrechen, wenn Sie eine Zahnbehandlung oder eine kleine Operation vor sich haben. Denken Sie also daran, Ihren Zahnarzt und andere behandelnde Ärzte darauf aufmerksam zu machen, dass Sie solche Präparate einnehmen, vor allem wenn es sich um Phenprocoumon handelt. Haben Sie sich versehentlich verletzt, kann die Blutungszeit stark verlängert sein. Möglicherweise bekommen Sie ein Gegenmittel verabreicht, damit das Blut gerinnt.

Medikamente mit dem Wirkstoff Azetylsalizylsäure (»Aspirin«) hemmen die Gerinnungsfähigkeit des Bluts. Nehmen Sie solche Präparate aber nie eigenmächtig, sondern nur nach Absprache mit Ihrem Arzt ein.

Herzinsuffizienz: die Herzkraft lässt nach

Viele akute und chronische Herzerkrankungen können zu einer Herzschwäche (Herzinsuffizienz) führen. In Deutschland leiden etwa zehn Prozent aller Männer über 60 Jahren daran. Ein schwaches Herz ist nicht mehr in der Lage, ausreichend Blut in den Organismus zu pumpen. Die Organe, Gewebe und Zellen des Körpers erhalten deshalb nicht mehr genügend Sauerstoff und Nährstoffe. Menschen mit einer Herzinsuffizienz fühlen sich schwach, sind körperlich wenig leistungsfähig und schnell erschöpft.

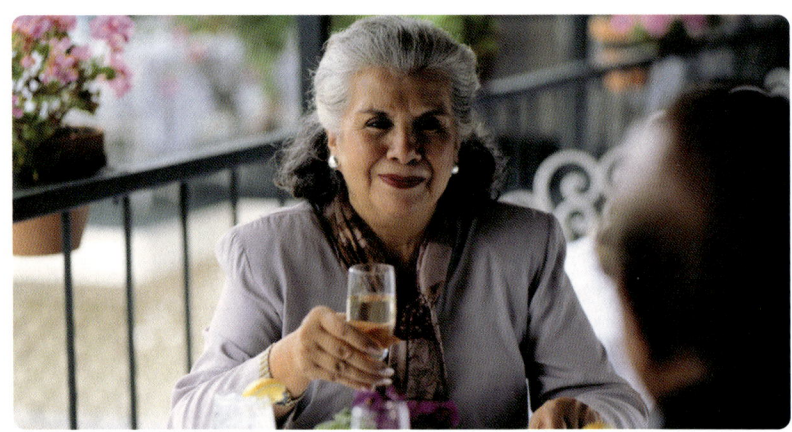

Senioren sind besonders gefährdet, an einer Herzinsuffizienz zu erkranken.

Eine Herzinsuffizienz kann sich akut innerhalb weniger Stunden oder Tage entwickeln oder schleichend über einen langen Zeitraum. Bei einem Herzinfarkt lässt die Kraft des Herzens ganz plötzlich nach. Herzrhythmusstörungen (siehe Seite 58) können die Herztätigkeit rasch so stark beeinträchtigen, dass eine Herzschwäche eintritt. Ein plötzlicher starker Anstieg des Blutdrucks kann das Herz überfordern und ebenfalls eine Herzinsuffizienz auslösen.

Oft entwickelt sich eine Herzschwäche jedoch langsam im Verlauf von vielen Monaten und Jahren. Häufige Ursachen für diese schleichende Verlaufsform sind die bereits ausführlich beschriebene Koronarsklerose, ein lange bestehender Bluthochdruck, Erkrankungen des Herzmuskels und Herzklappenfehler.

Folgen der Herzschwäche

Eine Herzschwäche kann auf die rechte oder auf die linke Herzhälfte beschränkt sein (Rechtsherzinsuffizienz, Linksherzinsuffizienz), aber auch das gesamte Herz betreffen (Globalherzinsuffizienz). In jedem Fall hat sie zwei Konsequenzen: Zum einen wird nicht mehr genügend Blut in den Organismus gepumpt, und zum zweiten staut sich das Blut vor dem Herzen. Alle Symptome der Herzschwäche sind dadurch bedingt.

Die **Pumpschwäche der linken Herzhälfte** verursacht einen Rückstau des Bluts in die Lunge. Wasser lagert sich in der Lunge ein (Lungenödem), und die Sauerstoffaufnahme ist gestört, sodass das Blut nicht ausreichend mit Sauerstoff angereichert wird. Die Folge sind Luftnot, eventuell mit nächtlichem Husten (Herzasthma), und eine Blaufärbung der Schleimhäute, z. B. blaue Lippen (Zyanose). Der Sauerstoffmangel im Organismus führt zu körperlicher Schwäche des Patienten und vor allem bei älteren Menschen zu einer Verringerung der geistigen Leistungsfähigkeit.

Bei einer **Pumpschwäche des rechten Herzens** bildet sich ein Rückstau des Blutes in die Venen des Körpers. Die Folge sind Ödeme, die zunächst vor allem abends in den Füßen und Unterschenkeln, später permanent und ausgedehnter auftreten. Eine chronische Stauung der Leber kann Oberbauchschmerzen und eine Leberschädigung verursachen. Bei einer Stauung des Magens entzündet sich möglicherweise die Magenschleimhaut, der Appetit lässt nach und Blähungen treten auf. Aufgrund der Wassereinlagerungen im Gewebe nimmt das Körpergewicht deutlich zu.

Bei der **Globalherzinsuffizienz** ist das gesamte Herz von einer Pumpschwäche betroffen; alle oben genannten Symptome können vorhanden sein.

Bei einer Herzinsuffizienz staut sich das Blut vor dem Herzen. Dadurch steigt der Druck in den Venen, sodass diese nicht mehr soviel Flüssigkeit aus den Kapillaren aufnehmen können. Die Flüssigkeit wird durch die durchlässigen Wände der Kapillaren in das Gewebe gedrückt. Es entstehen Ödeme.

SYMPTOME BEI ALLEN FORMEN DER HERZSCHWÄCHE

- *Nächtlicher Harndrang, da die Wassereinlagerungen in Ruhe wieder vom Blutkreislauf aufgenommen und über die Nieren ausgeschieden werden*
- *Vergrößerung des Herzens*
- *Beschleunigter Puls*
- *Feucht-kalte Haut*

Die Ursachen behandeln

Der Arzt wird versuchen, die Ursachen Ihrer Herzschwäche herauszu-
finden, um dann die Therapie gezielt darauf abstimmen zu können. Besteht die Herzschwäche vor allem wegen eines Bluthochdrucks, muss
dieser gesenkt werden. Dadurch verringert sich die Belastung des Herzens. Ist die Ursache eine Durchblutungsstörung des Herzens – über
diese Koronarsklerose haben Sie zu Beginn des Kapitels einiges erfahren –, muss die Durchblutung durch Medikamente oder einen chirur-
gischen Eingriff (siehe Seite 46) verbessert werden. Ähnliches gilt für
eine Herzinsuffizienz infolge von Herzrhythmusstörungen, Entzündungen oder Herzklappenfehlern. Auch hier sollte möglichst die
Grunderkrankung behandelt werden.

Mit einer Angioplastie (Ballondilatation) oder einer Bypass-Operation kann die Durchblutung des Herzmuskels verbessert werden.

Als Nächstes oder oft gleichzeitig mit der Bekämpfung der Ursachen
werden Maßnahmen ergriffen, die das Herz entlasten und die Herz-
kraft steigern sollen. Ihr Arzt wird Ihnen empfehlen, sich körperlich zu
schonen und Aufregungen zu vermeiden, bei Übergewicht abzu-
nehmen, leichte Kost und kleine Mahlzeiten zu bevorzugen, eine
kochsalzarme Ernährung einzuhalten und für einen regelmäßigen
Stuhlgang zu sorgen, indem Sie z. B. viel Obst, Gemüse und Vollkornprodukte essen. Zudem werden verschiedene Medikamente eingesetzt
(siehe Kasten). Bei einer akuten schweren Herzinsuffizienz erhalten Sie
zusätzlich Sauerstoff. Schlägt das Herz zu langsam, kann auch die Einpflanzung eines Schrittmachers sinnvoll sein.

MEDIKAMENTE ZUR BEHANDLUNG DER HERZSCHWÄCHE

- *Entlastung des Herzens:* ACE-Hemmer, Angiotensin-II-Antago-
  nisten, Nitrate und Wasser ausschwemmende Medikamente
  (Diuretika), Betablocker
- *Stärkung der Kontraktionskraft des Herzens:* Digitalis-Präparate,
  Beta-Sympathomimetika (z. B. Dopamin)

Wird eine Herzinsuffizienz nicht behandelt, drohen schwere Rhythmusstörungen, Thrombosen und ein massiver Blutdruckabfall, die zum Tod führen können.

Ein neues Herz?

Die häufigste Operation bei einer Herzschwäche ist die bereits auf Seite 46 geschilderte Bypass-Operation, da eine Herzschwäche oft bei Verkalkungen der Herzkranzarterien auftritt. Wenn diese Maßnahme nicht ausreicht und Medikamente nicht mehr helfen, sollte das kranke Herz durch ein gesundes Spenderherz ausgetauscht werden. Seit der ersten Herztransplantation im Jahre 1967 wurden viele zehntausend Herzen verpflanzt. Die Methoden wurden immer weiter verbessert, und die Einpflanzung eines neuen Herzens gehört heute zum Standard bei der Behandlung einer schweren Herzinsuffizienz.

Eine Herztransplantation kommt allerdings vor allem für sonst gesunde Menschen in Frage, da bestimmte Faktoren das Überleben und die Gesundheit nach einer Transplantation sehr ungünstig beeinflussen können. Dazu zählen schwere Erkrankungen der Lunge, der Leber und der Nieren, Krebs, Schlaganfall, Infektionen, starkes Übergewicht und fortgeschrittenes Lebensalter. In diesen Fällen werden Herztransplantationen meistens nicht vorgenommen, da die Zahl der Spenderherzen begrenzt ist und mit diesem schwer wiegenden Eingriff ein möglichst guter Erfolg erzielt werden soll. Auch schwere psychische Störungen, bei denen angenommen werden muss, dass die strengen Verhaltensmaßnahmen nach einer Herztransplantation nicht eingehalten werden, schließen die Übertragung eines neuen Herzens aus.

Während der Operation wird der Patient an eine Herz-Lungen-Maschine angeschlossen, die es den Ärzten erlaubt, das Blut um das Herz und die Lunge herumzuleiten. Die Herz-Lungen-Maschine entfernt Kohlendioxid aus dem Blut und reichert es mit Sauerstoff an. Das kranke Herz wird entnommen und durch das Spenderherz ersetzt. Die-

Die Transplantation eines neuen Herzens ist eine große Chance für den Patienten, auch wenn sie mit gewissen Risiken verbunden ist.

KEINE ANGST VOR HERZTRANSPLANTATIONEN

Mehr als 95 Prozent der Patienten überleben die unmittelbaren Folgen und Komplikationen der Operation. Nahezu 85 Prozent werden wieder arbeitsfähig oder können wieder Sport treiben. 70 bis 75 Prozent der Operierten leben noch fünf Jahre nach der Operation.

ses wird mit den Blutgefäßen, die zum Herzen und von ihm weg führen, verbunden.

Die meisten Patienten können innerhalb weniger Tage nach der Operation bereits wieder gehen. Treten keine Komplikationen auf, darf der Patient das Krankenhaus nach einigen Wochen wieder verlassen. Obwohl transplantierte Herzen nicht völlig normal funktionieren, so leisten sie ihre Arbeit doch mit bemerkenswerter Zuverlässigkeit und Effektivität.

Was tun bei Abstoßungsreaktionen?

Patienten mit einem neuen Herzen müssen ihr Leben lang Medikamente einnehmen, um eine Abstoßungsreaktion zu unterdrücken (»Immunsuppressiva«).

Die größte Bedrohung nach einer Transplantation ist die Gefahr der Abstoßung des neuen Organs durch das eigene Immunsystem, also das körpereigene Abwehrsystem. In den vergangenen zwei Jahrzehnten wurden einige sehr wirksame Medikamente wie z. B. Cyclosporin, in die Behandlung eingeführt, sodass Abstoßungsreaktionen sehr viel seltener geworden sind. Diese Medikamente müssen allerdings ein Leben lang eingenommen werden. Da sie das Immunsystem unterdrücken, erhöhen Sie das Risiko für Infektionen. Die behandelnden Ärzte versuchen, die Dosis dieser Mittel so anzupassen, dass das Immunsystem nicht vollständig ausgeschaltet wird. Oft müssen gleichzeitig Medikamente eingenommen werden, die vor Infektionen schützen sollen. Überdies sollten Sie sich nach einer Herztransplantation möglichst nicht Situationen mit hoher Ansteckungsgefahr aussetzen, d. h., sie sollten beispielsweise in Grippezeiten öffentliche Verkehrsmittel oder größere Veranstaltungen meiden.

Abstoßung bedeutet, dass die Zellen des Immunsystems das transplantierte Herz als fremd erkennen und darauf reagieren. Diese Zellen schützen normalerweise den Körper vor fremden giftigen oder infektiösen Substanzen, die der Gesundheit schaden. Wenn sie das neue Herz als fremd erkennen, beginnen sie mit der Zerstörung des Herzgewebes. Um diesen Prozess frühzeitig festzustellen, achten die Ärzte kontinuierlich auf mögliche Zeichen einer Abstoßungsreaktion. Deshalb werden in regelmäßigen Abständen kleine Gewebeproben vom neuen Herzen entnommen, zu Beginn wöchentlich, später alle drei Monate und schließlich einmal im Jahr. Diese Gewebestückchen werden mikroskopisch untersucht. Wenn sich Zeichen einer Zellschädigung finden, wird die Behandlung mit den immununterdrückenden Medikamenten verändert. Diese Präparate können natürlich auch ernsthafte Nebenwirkungen wie Nierenschäden oder Bluthochdruck haben. Die medizinische Forschung arbeitet jedoch an der Verbesserung dieser Mittel, sodass in der Zukunft auch die Lebensqualität nach einer Herztransplantation weiter ansteigen wird.

Wenn die körpereigenen Abwehrzellen das Gewebe des transplantierten Herzens als fremd erkennen, beginnen sie, es zu zerstören. Die Nachsorge konzentriert sich unter anderem also darauf, eine solche Immunreaktion frühzeitig zu erkennen.

KONTROLLEN SIND WICHTIG!

Bei etwa der Hälfte der Patienten entwickelt sich im Laufe der Jahre im neuen Herzen eine Koronarsklerose. Da bei der Herztransplantation die Nerven zum Herzen durchtrennt wurden, werden oft keine Schmerzen wahrgenommen, die normalerweise mit einer Durchblutungsstörung des Herzens einhergehen. Daher kann eine Gefäßverengung unbemerkt entstehen und das Risiko für einen Herzinfarkt erhöhen. Regelmäßige Kontrolluntersuchungen des Herzens sind deshalb unerlässlich!

Wenn das Herz aus dem Takt gerät – Herzrhythmusstörungen

Alltägliche, in regelmäßigen Intervallen auftretende, rhythmisch wiederkehrende Ereignisse und Töne werden von uns oft nicht beachtet. Wenn eine sonst gleichmäßig schwingende Musik aus dem Takt oder der sonst zuverlässige Automobilmotor ins Stottern gerät, wird unsere Aufmerksamkeit allerdings unwillkürlich auf diese Rhythmusstörung gelenkt. Das Gleiche gilt für unser Herz. Solange es regelmäßig und schmerzfrei seine Arbeit leistet, ignorieren wir es meistens und fühlen uns wohl. Wenn es jedoch aus dem Rhythmus gerät, wenn das Herz »stolpert« oder »rast«, sind wir alarmiert und besorgt. Solche krankhaft veränderten Herzschlagfolgen werden als Herzrhythmusstörung oder Arrhythmie bezeichnet. Herzrhythmusstörungen können sowohl eine Ursache als auch eine Folge der im vorigen Abschnitt besprochenen Herzinsuffizienz sein.

Das gesunde Herz schlägt 60- bis 100-mal pro Minute. Starke körperliche Belastung, übermäßiger Kaffee- oder Teekonsum und Rauchen können auch bei einem gesunden Menschen zu Palpitationen führen.

Der normale Rhythmus des Herzschlags folgt einem regelmäßigen Muster mit einer Frequenz von 60 bis 100 Schlägen pro Minute. Veränderungen der normalen Herzschlagfolge können harmlos oder gefährlich sein. Gefährlich, wenn sie auf einer empfindlichen Störung der normalen Pumpfunktion des Herzens beruhen, bei der der Blutdruck stark abfallen und sich das Blut in der Lunge stauen kann, oder wenn sie ein Vorbote lebensbedrohlicher Arrhythmien sind, die zum plötz-

SO ÄUSSERN SICH HERZRHYTHMUSSTÖRUNGEN

- *Hüpfen oder Flattern in der Brust (Palpitationen)*
- *Brustschmerz*
- *Kurzatmigkeit*
- *Benommenheit oder kurzzeitige Bewusstlosigkeit*
Allerdings: Selbst lebensgefährliche Arrhythmien können auch völlig unbemerkt bleiben.

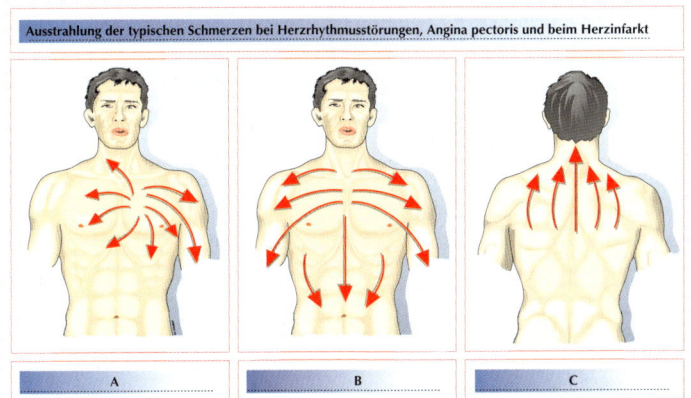

Ausstrahlung der typischen Schmerzen bei Herzrhythmusstörungen, Angina pectoris und beim Herzinfarkt

A   B   C

Herzrhythmusstörungen machen sich auch durch Brustschmerzen bemerkbar.

lichen Herztod führen können. Herzrhythmusstörungen müssen Sie deshalb immer vom Arzt abklären lassen. In den meisten Fällen lassen sie sich gut behandeln.

Es gibt verschiedene Formen von Arrhythmien. Sie werden nach der Art der Frequenzveränderung oder nach dem Ort ihrer Entstehung im Herzen bezeichnet. Das Herz kann zu schnell schlagen, ein Zustand, der Tachykardie genannt wird, oder zu langsam bei der Bradykardie, oder es treten Extraschläge, so genannte Extrasystolen, auf, und das Herz schlägt unregelmäßig.

Was steckt hinter der Rhythmusstörung?

Arrhythmien treten bei Menschen, die an einer Herzerkrankung leiden, häufiger auf als in der Allgemeinbevölkerung. Allerdings können sie auch bei Personen mit einem sonst gesunden Herzen vorkommen.

Mögliche Ursachen bei Herzgesunden sind der Konsum von Kaffee, Alkohol, Koffein und anderen Drogen sowie mancher Medikamente. Auch psychische Zustände, wie vor allem Depressionen und Stress-situationen, kommen als Auslöser in Frage. Vergiftungen, Störungen des Stoffwechsels (z. B. Schilddrüsenüberfunktion) oder ein Elektro-unfall können ebenfalls Rhythmusstörungen bewirken.

Meist liegt ihnen jedoch eine Durchblutungsstörung des Herzens zu Grunde, wie sie bei einer koronaren Herzkrankheit oder akut beim Herzinfarkt auftritt, oder sie beruhen auf Entzündungen des Herzmuskels oder auf Herzklappenfehlern.

Das EKG gibt Aufschluss

Als Erstes misst der Arzt die elektrischen Ereignisse im Herzen mit Hilfe des Elektrokardiogramms (EKG). Bei einem Verdacht auf Rhythmusstörungen, die sehr selten auftreten, ist ein Langzeit-EKG angezeigt. In manchen Fällen sind Verfahren notwendig, bei denen elektrische Informationen zugleich vom Herzinneren (mittels Katheter) und von außen gewonnen werden.

Unregelmäßiger Herzschlag mit Extraschlägen: Extrasystolen

Extrasystolen sind z. B. die Nebenwirkungen einiger Medikamente, können aber auch durch eine Schilddrüsenüberfunktion, eine Anämie und starken Kaliummangel verursacht sein.

Extraschläge sind der häufigste Grund für einen unregelmäßigen Herzschlag. Sie treten auch bei vielen gesunden Menschen gelegentlich auf und werden als »Herzstolpern« wahrgenommen. Dabei ist aber nicht die Extrasystole selbst zu spüren, sondern der kräftige Herzschlag, der auf eine Pause nach einem solchen Extraschlag folgt. Während dieser Pause hat das Herz mehr Zeit, sich mit Blut zu füllen, was den nächsten Schlag kräftiger macht.

Extrasystolen können überall im Herzen entstehen. Meistens bilden sie sich in einer der Herzkammern (= Ventrikel) und werden dann als ventrikuläre Extrasystolen bezeichnet. Extraschläge, die oberhalb der Herzkammern, beispielsweise im Vorhof entstehen, heißen supraventrikuläre Extrasystolen.

Extrasystolen bedürfen nicht unbedingt einer Behandlung, es sei denn, sie verursachen starke Beschwerden. Oft sind Veränderungen des Lebensstils ausreichend, um das Problem zu beheben. Sie sollten also möglichst Stress vermeiden und auf Kaffee sowie Zigaretten verzichten. Sicherheitshalber sollten Sie sich jedoch gründlich untersuchen lassen.

Zu schneller Herzschlag: Tachykardie

Tachykardie bezeichnet Herzfrequenzen von über 100 Schlägen pro Minute. Tachykardien können eine angemessene Reaktion auf körperliche Anstrengung oder andere Belastungen wie beispielsweise Fieber sein. Andere Formen sind dagegen Ausdruck von Herzerkrankungen oder von Problemen im Reizleitungssystem des Herzens. Es gibt drei Mechanismen, nach denen Tachykardien entstehen können: ein abnormer Automatismus, eine kreisende Erregung oder eine durch verschiedene Zustände getriggerte Aktivität.

Unter Automatismus versteht man die spontane Erzeugung elektrischer Impulse innerhalb eines Gewebes. Der Automatismus ist eine Eigenschaft aller Herzzellen. Stoffwechselstörungen in den Zellen der Vorhöfe, des AV-Knotens oder der Herzkammern können jedoch bewirken, dass die Frequenz dieser automatischen Impulsbildung zunimmt. Verschiedene Erkrankungen und Substanzen können den Automatismus beeinflussen.

Eine kreisende elektrische Erregung kann entstehen, wenn der normale Verlauf der Erregungsleitung im Herzen an einzelnen Stellen blockiert oder stark verlangsamt ist, etwa durch eine mangelnde Durchblutung eines bestimmten Herzbezirks oder eine Narbe, die nach einem Herzinfarkt zurückgeblieben ist. Die elektrische Erregung verändert ihren Weg und kann eine Kreisbahn einschlagen. Der kontinuierlich zirkulierende Impuls dreht sich unaufhörlich in einer Schleife und übernimmt

Schlägt das Herz mehr als 100-mal pro Minute, spricht man von Tachykardie.

KAMMERFLATTERN UND KAMMERFLIMMERN

Dies sind die schwer wiegendsten Formen der Tachykardie. Beim Kammerflattern liegt die Herzfrequenz bei 180 bis 300 Schlägen pro Minute. Es droht ein Übergang ins Kammerflimmern mit einer Frequenz von über 300 pro Minute. Dabei erliegt die Pumpfunktion des Herzens, und der Kreislauf kommt zum Stillstand.

den Herzrhythmus. Die kreisende Erregung ist vermutlich die wichtigste Ursache für ventrikuläre Tachykardien nach einem Herzinfarkt.

Zu langsamer Herzschlag: Bradykardie

Mit dem Fachbegriff Bradykardie werden langsame Herzfrequenzen von weniger als 60 Schlägen pro Minute bezeichnet. Dies muss nicht unbedingt Ausdruck einer krankhaften Veränderung sein. So wird der Organismus eines gut trainierten jungen Sportlers im Ruhezustand mit vergleichsweise wenigen Herzschlägen pro Minute ausreichend mit Blut versorgt. In Extremfällen können bei Leistungssportlern Herzfrequenzen von 30 bis 35 Schlägen pro Minute gemessen werden, ohne dass dies ein Grund zur Sorge wäre.

Das Herz so manchen trainierten Leistungssportlers schlägt in der Ruhe nur 30-mal pro Minute. Das gereicht ihm sogar zum Vorteil, da das Herz bis zur maximalen Pulsfrequenz einen größeren Spielraum hat.

Ein langsamer Herzschlag bei einer älteren Person oder bei einem Nichttrainierten ist allerdings ernst zu nehmen, besonders wenn Hinweise auf eine unzureichende Blutversorgung des Gehirns und anderer Organe vorliegen. Wenn das Herz nicht ausreichend Blut pumpt, können Müdigkeit, Schwächegefühl, Schwindel, Benommenheit und Kurzatmigkeit auftreten. Manchmal werden Bradykardien durch Medikamente verursacht, wie z. B. Betablocker oder Kalziumantagonisten. Eine langsame Herzfrequenz, die Beschwerden verursacht, kann mit einem Herzschrittmacher (siehe dazu unten) behandelt werden.

Bei älteren Menschen tritt häufig eine Form der Bradykardie auf, die den Sinusknoten betrifft und deshalb Sinusknotensyndrom genannt wird. Im Alter kann die Anzahl der funktionsfähigen Sinusknotenzellen abnehmen, sodass die elektrischen Impulse langsamer erzeugt werden. Eine weitere sehr verbreitete Form der Bradykardie ist der Herzblock (AV-Block). Hierbei ist die Überleitung der elektrischen Impulse vom Vorhof zu den Herzkammern in unterschiedlichem Ausmaß blockiert. Diese Überleitungsstörungen reichen von einer Verzögerung der Überleitung über unregelmäßige Überleitungen (Bradyarrhythmie) bis zum vollständigen Block; die Herzfrequenz wird demzufolge sehr langsam.

Wie werden Herzrhythmusstörungen behandelt?

An erster Stelle steht die Behandlung der Ursachen. Welche das sein können, haben Sie ja weiter oben gelesen. Bei schweren Erkrankungen können Bettruhe sowie die Gabe von Sauerstoff und Beruhigungsmitteln angezeigt sein.

Die spezielle Therapie von Arrhythmien erfolgt überwiegend mit so genannten antiarrhythmischen Medikamenten oder mit einem Herzschrittmacher.

Antiarrythmische Medikamente sollen die elektrischen Eigenschaften des Herzmuskels sowie des Erregungsleitungssystems verändern. So sollen abnorme elektrische Impulse und kreisende Erregungen unterdrückt werden. Zu diesen Medikamenten zählen Betablocker, Kalziumantagonisten, Natriumkanalblocker und Kaliumkanalblocker.

Ein **Herzschrittmacher** ist ein Gerät, das die Herzfrequenz erhöht, wenn diese zu stark abfällt. Er wird unter die Haut eingepflanzt und besitzt einen Fühler im Herzen. Ein Schrittmacher nimmt die elektrischen Signale des Herzens wahr und sendet elektrische Signale für eine Kontraktion des Herzmuskels aus, wenn das Herz selbst nach einer festgelegten Periode kein solches Signal abgibt. Auf diese Weise lassen sich Bradykardien oder sogar ein Herzstillstand vermeiden.

Defibrillatoren sind Geräte, die einen Elektroschock an das Herz abgeben und dadurch einen gestörten Rhythmus unterbrechen. So kann sich wieder ein normaler Rhythmus einstellen. Es gibt Defibrillatoren, die in Notfallsituationen von außen bei Wiederbelebungen angewendet werden. Inzwischen wurden zudem kleine Geräte entwickelt, die dem Patienten ähnlich wie Herzschrittmacher eingepflanzt werden und automatisch, etwa bei schwer wiegenden Tachykardien, einen elektrischen Schock an das Herz abgeben.

Bei der **Katheter-Ablation** wird der Arrhythmiekreislauf mit Hilfe eines Herzkatheters gesucht und durch einen Brandfleck unterbrochen. Es handelt sich um ein gebräuchliches Verfahren bei einigen Tachykardie-Formen.

Ein Herzschrittmacher wird im Brustkorb unter die Haut eingepflanzt. Über eine große Vene führen ein oder zwei elektrische Leitungen vom Schrittmacher zum Herzen. Am Ende der Leitungen befinden sich Sensoren, die die elektrischen Signale des Herzens aufnehmen. Fällt die natürliche Herzfrequenz zu stark ab, dann sendet der Herzschrittmacher entsprechende Ersatzsignale aus, damit sich das Herz kontrahiert.

Helfen sich selbst!

In den vorigen Kapiteln haben Sie sich darüber informiert, wie es zu den verschiedenen Herzkrankheiten kommt und wie sie vom Arzt behandelt werden. Jetzt geht es darum, wie Sie selbst aktiv vorbeugen können und welche alternativen Behandlungsmethoden bei leichteren Beschwerden geeignet sind.

Eine erbliche Veranlagung, z. B. für die Entwicklung von Arteriosklerose und Herzinfarkt, können Sie natürlich nicht direkt beeinflussen, aber Sie können das erbliche Risiko durch eine gesunde Lebensweise erheblich reduzieren. Indem Sie nicht rauchen, Übergewicht abbauen, sich ausgewogen ernähren, ausreichend bewegen und nicht im Dauerstress leben, tun Sie Ihrem Herzen schon viel Gutes. Damit Ihnen der Anfang leichter fällt, erhalten Sie auf den nächsten Seiten einen »Fahrplan« für eine herzfreundliche Lebensweise.

Sie

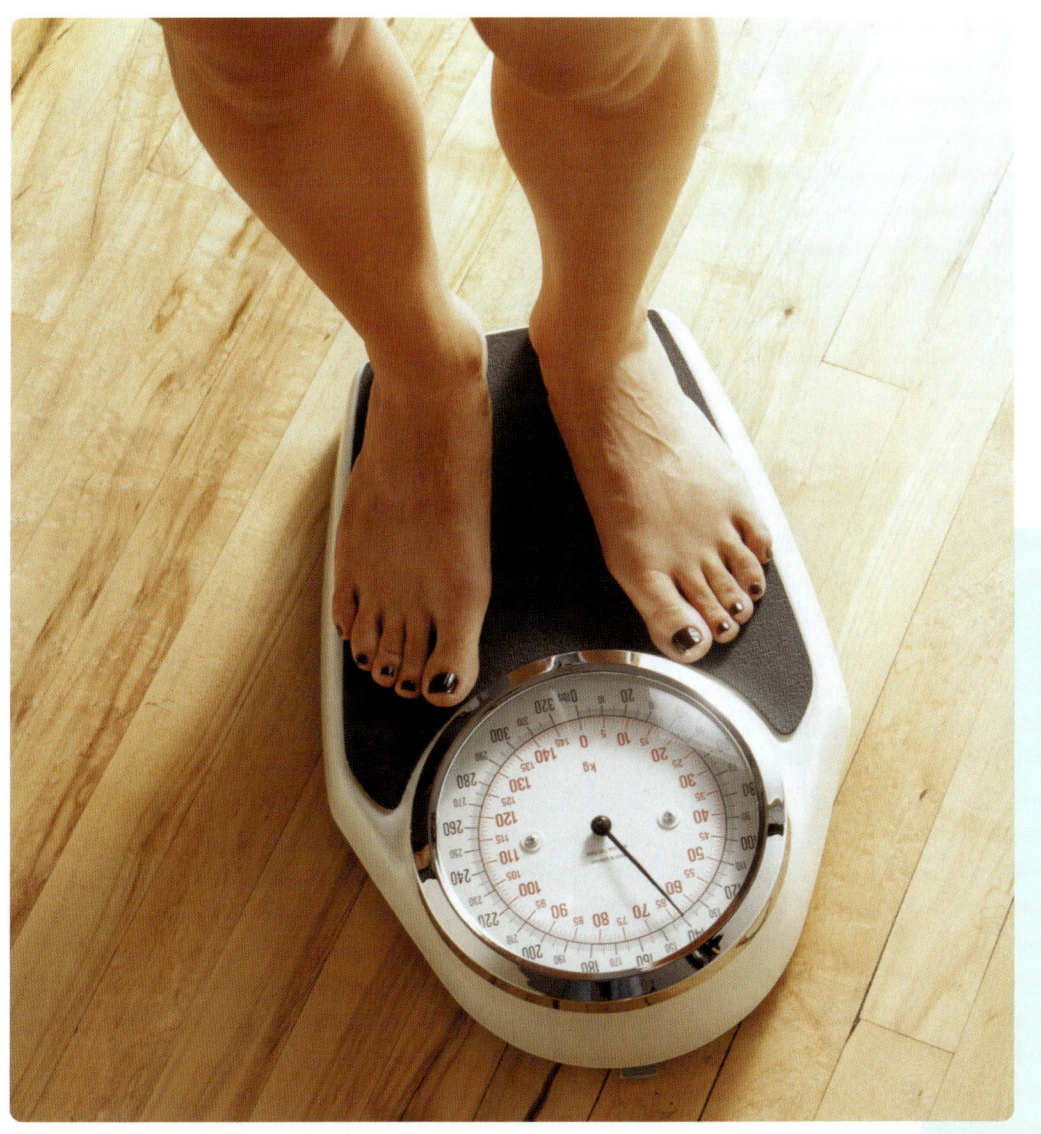

Helfen Sie sich selbst!

Stellen Sie das Rauchen ein!

Die Gefährlichkeit des Rauchens wird oft unterschätzt. Etwa ein Fünftel aller Todesfälle durch Herzerkrankungen geht zu Lasten des Zigarettenrauchens. Raucher weisen gegenüber Nichtrauchern ein um 70 Prozent erhöhtes Risiko auf, an einer koronaren Herzkrankheit zu sterben.

RISIKOFAKTOR RAUCHEN

Nikotin schädigt Herz und Kreislauf, indem es
- *Herzfrequenz und Blutdruck steigert,*
- *die Fähigkeit des Blutes, Sauerstoff zu transportieren, vermindert,*
- *die Arterienwände schädigt,*
- *die Konzentration freier Fettsäuren im Blut erhöht,*
- *das LDL-Cholesterin erhöht und das HDL-Cholesterin senkt.*

Auch das Passivrauchen ist schädlich. Das Lungenkrebsrisiko von Nichtrauchern, die mit einem Raucher zusammenleben, ist um 30 Prozent höher als das von Nichtrauchern, deren Partner ebenfalls nicht raucht.

Nikotin führt oft zu starker körperlicher und seelischer Abhängigkeit. Das erschwert den Abschied von der Zigarette. Es gibt jedoch keine Alternative. Sie können den gesundheitlichen Schaden, den Sie durch das Zigarettenrauchen anrichten, nicht vollständig durch gesunde Ernährung und sportliche Bewegung ausgleichen.

Viele Krankenkassen, Volkshochschulen und andere Institutionen bieten Nichtraucher-Programme an, die Ihnen beim Ausstieg aus Sucht und Abhängigkeit helfen können. Eine Vielzahl von Büchern und Broschüren gibt hilfreiche Tipps. Machen Sie sich vor allem die Gründe klar, warum Sie bisher geraucht haben und warum Sie den Tabakkonsum nun einstellen wollen. Eine Ernährungsumstellung und sportliche Aktivität wirken unterstützend.

Wenn Sie mit dem Rauchen aufhören, entsteht zunächst ein verstärktes Verlangen nach Zigaretten. Sie fühlen sich wahrscheinlich reizbar und unkonzentriert, haben mehr Hunger als sonst, bekommen Kopfschmerzen und haben ein Gefühl der Leere und des Mangels. Diese Entzugssymptome treten auf, weil der Körper sich erst an den Verlust des Nikotins gewöhnen muss. Sie verschwinden jedoch im Allgemeinen innerhalb von zwei Wochen. Das psychische Verlangen nach der Zigarette nimmt jedoch nur langsam ab.

Ein Rückfall ist kein Grund zu Verzweiflung und Hoffnungslosigkeit. Die meisten Menschen, die mit dem Rauchen aufhören, schaffen es nicht auf Anhieb. Häufig gelingt es erst beim zweiten oder dritten Versuch.

Koffein- und Alkoholkonsum einschränken

Kaffee ist ein Stimulans. Er steigert die Herzfrequenz sowie den systolischen und diastolischen Blutdruck. Wenn Sie einen zu hohen Blutdruck haben, sollten Sie also besser auf entkoffeinierten Kaffee oder Kräutertees umsteigen. Auch gestresste Menschen sollten Kaffee meiden. Bei Herzkranken kann er Rhythmusstörungen verursachen. Bei Gesunden mit normalem Blutdruck scheint Kaffee das Risiko für Herzerkrankungen nicht zu vergrößern.

Vielleicht haben Sie gehört, dass Rotwein oder andere alkoholische Getränke gut für das Herz sein sollen. Dieses Thema ist allerdings etwas komplizierter. Es scheint so zu sein, dass kleine Mengen Alkohol gut für das Herz sein könnten: Alkohol in Maßen scheint das HDL-Cholesterin anzuheben und die Blutgerinnung zu hemmen. Zu viel Alkohol fördert allerdings Herz-Kreislauf-Erkrankungen wie Rhythmusstörungen und Herzschwäche. Alkohol schädigt nicht nur die Leberzellen, sondern auch Herzmuskel, Magen und Gehirn. Mehr als ein alkoholisches Getränk pro Tag ist vermutlich zu viel.

Wenn Sie bisher keinen Alkohol getrunken haben, sollten Sie jetzt nicht damit beginnen. Es gibt wirksamere und unbedenklichere Möglichkei-

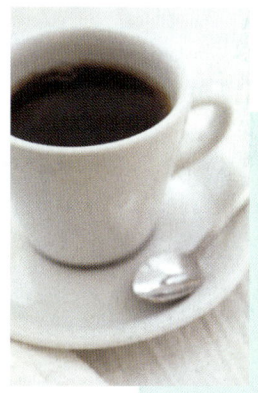

Kaffee steigert die Herzfrequenz und den Blutdruck. Trinken Sie also weniger Kaffee, wenn Sie bereits an hohem Blutdruck leiden oder wenn Sie unter Stress stehen.

ten, Ihr Risiko für Herz-Kreislauf-Erkrankungen zu senken. Wenn Sie Alkohol trinken, dann nur in kleinen Mengen. Ein Glas Wein am Abend ist erlaubt.

Übergewicht belastet das Herz

Übergewicht geht häufig mit Störungen des Fett- und Zuckerstoffwechsels einher und fördert die Entstehung eines hohen Blutdrucks. Ein Gewicht von zehn Prozent über dem Idealgewicht erhöht das Herzinfarktrisiko im Durchschnitt um 25 Prozent. Abnehmen lohnt sich also! Es hat eine Vielzahl positiver Effekte auf Kreislauf und Stoffwechsel sowie auf die Fließeigenschaften des Blutes.

Ein gutes Maß für die Bestimmung des Übergewichts ist der Body-Mass-Index (BMI). Er sollte zwischen 20 und 25 liegen. Ein BMI über 25 ist ein Hinweis auf Übergewichtigkeit, ein BMI über 30 ein Zeichen für ein starkes Übergewicht. Der Body-Mass-Index berechnet sich aus dem Körpergewicht in Kilogramm geteilt durch die Körpergröße in Metern zum Quadrat.

$$BMI = \frac{Gewicht}{Größe \times Größe}$$

Der Body-Mass-Index bietet jedoch nur eine grobe Orientierung, da er nicht berücksichtigt, wie die Kilos verteilt sind. Mit einem Body-Mass-Index von 24 oder 25 können Sie bei einer schwach entwickelten Muskulatur bereits übergewichtig sein, obwohl der BMI normal ist. Andererseits können sehr muskulöse Menschen auch mit einem BMI von 30 ein normales Gewicht haben.

Hier hilft ein zusätzliches Maß: das Verhältnis von Bauch- zu Hüftumfang. Dieses Verhältnis sollte bei Frauen kleiner als 0,8 und bei Männern kleiner als 1 sein, das heißt, Ihr Bauchumfang sollte kleiner als Ihr Hüftumfang sein. Die unterschiedlichen Werte für Männer und Frauen ergeben sich aus der unterschiedlichen Verteilung des Körperfetts bei

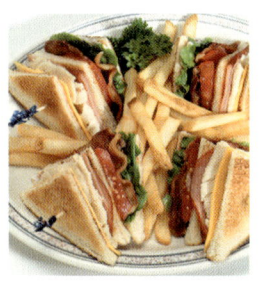

Wir essen zu viel, zu fett, zu salzig und zu ballaststoffarm. Das zu ändern ist gar nicht so schwer!

BEISPIELE FÜR DEN BODY-MASS-INDEX (BMI)

Größe in Metern	Gewicht in Kilogramm				
1,60	38,4	51,2	64	76,8	89,6
1,70	43,35	57,8	72,25	86,7	101,15
1,80	48,6	64,8	81	97,2	113,4
1,90	54,15	72,2	90,25	108,3	126,35
BMI	15	20	25	30	35

Männern und Frauen. Ist Ihr Bauch-Hüftumfang-Verhältnis zu hoch, dann haben Sie zu viel Bauchfett, auch wenn Ihr Body-Mass-Index unter 25 liegt.

Entwickeln Sie eine langfristige Strategie!

Wenn Sie Ihr Gewicht wirksam beeinflussen wollen, sollten Sie keine kurzfristigen Diäten machen, sondern eine langfristige Strategie für ein gesünderes Leben im Auge haben. Deshalb reicht es nicht aus, einfach die tägliche Kalorienmenge zu reduzieren, sondern Sie sollten

Kurzfristige Diäten liefern nicht den gewünschten Erfolg. Der »Jojo-Effekt« bringt die Pfunde bald zurück.

DIE DEVISE: DAUERHAFT ABNEHMEN!

Essen Sie weniger Nahrungsmittel, die sehr zucker- und fetthaltig sind, und ersetzen Sie diese durch Obst, Gemüse und Vollkornprodukte. Essen Sie, was Ihnen schmeckt, aber weniger. Nehmen Sie jedoch nicht unter 1500 Kalorien zu sich, damit Sie keinen Hunger leiden. Gönnen Sie sich gelegentlich auch einen leckeren Nachtisch. Wenn Sie zu streng mit sich sind, verlieren Sie leichter das Interesse an Ihrem neuen Lebensstil und verfallen frustriert zurück in alte Gewohnheiten. Nehmen Sie sich täglich Zeit für Bewegung; Radfahren, flottes Gehen und Schwimmen sind besonders geeignet. Auf diese Weise wird der Stoffwechsel angeregt und die Gewichtsabnahme erleichtert.

überdies auf die ausgewogene Zusammensetzung der Nahrung achten und sich ausreichend bewegen. Mehr darüber erfahren Sie in den folgenden Abschnitten. Sie können sich auch bei einem Ernährungsberater oder in Kursen informieren.

So ernähren Sie sich richtig

Die meisten Mitteleuropäer essen zu viel, zu fett und zu süß. Dies erhöht das Risiko für Arteriosklerose und Herzerkrankungen. Eine ausgewogene Ernährung ist die Basis für ein gesundes Herz-Kreislauf-System und stärkt die Abwehrkräfte. Störungen des Fettstoffwechsels und ein hoher Blutdruck lassen sich oft allein durch die Wahl der richtigen Lebensmittel so stark beeinflussen, dass eine Behandlung mit Arzneimitteln überflüssig wird.

Ein Beispiel: Wissenschaftler haben herausgefunden, dass der Blutdruck deutlich sinkt, wenn Sie täglich vier bis fünf Portionen Obst, vier bis fünf Portionen Gemüse, zwei bis drei Portionen fettarmer Milchprodukte sowie maximal 26 Prozent der gesamten Kalorienmenge als Fett aufnehmen.

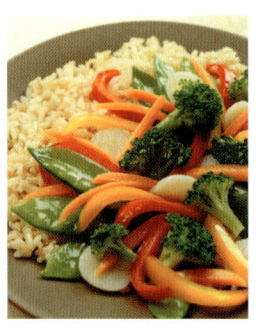

Eine gesunde Mahlzeit enthält viel Gemüse und Reis.

DREIZEHN GOLDENE ERNÄHRUNGSPRINZIPIEN

- *Lieber sechs kleinere Mahlzeiten am Tag als drei große.*
- *Essen Sie viele vollwertige Nahrungsmittel, z. B. unbehandeltes Obst, Gemüse, Nüsse und Getreide.*
- *Obst und Gemüse sollten Sie zu mehreren Mahlzeiten genießen.*
- *Mindestens ein- bis zweimal in der Woche Fisch oder Meeresfrüchte essen.*
- *Nehmen Sie weniger als 30 Prozent der gesamten Kalorienmenge als Fett auf (dies entspricht etwa 80 Gramm Fett bei 2500 Gesamtkalorien).*

- *Trans-Fettsäuren oder gesättigte Fettsäuren (in Margarine und Butter) sollten weniger als 7 Prozent der gesamten Kalorienmenge ausmachen (etwa 20 Gramm bei 2500 Gesamtkalorien).*
- *Verzichten Sie auf alle frittierten Speisen, besonders wenn diese in gehärtetem Fett zubereitet wurden.*
- *Bevorzugen Sie ungesättigte Fettsäuren (z. B. Olivenöl) und Omega-3-Fettsäuren (vor allem Fisch- und Pflanzenöle).*
- *Tierische Eiweiße von Landtieren (Fleisch, Käse) sollten Sie verstärkt durch pflanzliche Eiweiße (Soja, Bohnen, Kartoffeln, Getreide, Nüsse) und Fischeiweiß ersetzen.*
- *Nehmen Sie weniger als zehn Prozent der Gesamtkalorien als Zucker zu sich (dies entspricht etwa 60 Gramm bei 2500 Gesamtkalorien). Achtung: Fertignahrungsmittel enthalten viel Zucker!*
- *Verzichten Sie auf Kuchen, Torten, Schmalzgebäck und Sahnepuddings.*
- *Wenn Sie unter Bluthochdruck oder Herzschwäche leiden, sollten Sie Salz nur sehr sparsam verwenden – nicht über 2400 Milligramm täglich.*
- *Vergessen Sie auch das Trinken nicht: mindestens 1,5 bis 2 Liter täglich, am besten Mineralwasser. (Bei einer schweren Herzkrankheit sollten Sie allerdings die Trinkmenge mit Ihrem Arzt besprechen!)*

Diese Richtlinien können je nach den bei Ihnen vorliegenden Risikofaktoren abgewandelt werden. Wenn Sie einen sehr gesunden Stoffwechsel haben, können Sie weniger streng sein; wenn Ihr Fettstoffwechsel stark gestört ist, sollten Sie die oben angegebene Fettmenge noch weiter reduzieren.

Eine vegetarische Ernährungsweise erleichtert es Ihnen, eine herzgesunde Ernährung einzuhalten, allerdings ist sie nicht unbedingt fettarm. Sie kann nämlich reich an gesättigten Fettsäuren sein, wenn Sie viele Milchprodukte zu sich nehmen.

Auch Vegetarier müssen auf den Fettgehalt ihrer Nahrung achten. Wählen Sie also bei Milchprodukten die fettarme Variante.

Sport verlängert das Leben

Eine sitzende Lebensweise fördert die Entstehung von Herz-Kreislauf-Erkrankungen. Bewegung wirkt sich dagegen günstig auf den Stoffwechsel aus und trainiert Herz und Gefäße, indem sie den Gehalt von HDL-Cholesterin im Blut anhebt, einen erhöhten Blutdruck senkt, die Gefahr von Blutgerinnseln im Herzen verringert, die Sauerstoffverwertung durch das Herz verbessert, bei der Gewichtsabnahme hilft, vor Alters-Diabetes schützt und dazu beiträgt, Stress und Ärger abzubauen. Wissenschaftler haben ausgerechnet, dass Sie mit einer Stunde Bewegung Ihr Leben um zwei Stunden verlängern können! Bereits ein flotter Spaziergang von fünf bis sechs Kilometern pro Stunde bringt einen messbaren Nutzen.

Eine Stunde körperlicher Bewegung verlängert Ihr Leben um zwei Stunden. Sollte das nicht Anreiz genug sein?

SPORT STÄRKT DAS HERZ

Durch eine angemessene sportliche Aktivität wird das Herz größer, besser durchblutet und arbeitet ökonomischer als ein untrainiertes Herz. Die Blutgefäße, die den Herzmuskel versorgen, verzweigen sich verstärkt. Sie bilden auch Umgehungskreisläufe um verengte Koronararterien herum aus, sodass schlecht durchblutete Herzregionen wieder besser mit Sauerstoff versorgt werden.

Sport ja – aber wie?

Das Stichwort lautet »aerobes Training«. Damit ist ein mäßig intensives Training gemeint, das die Herzfrequenz und das Atemvolumen steigert und die großen Muskelgruppen beansprucht. Zügiges Spazierengehen, Laufen, Radfahren, Tanzen und Schwimmen sind also besonders zu empfehlen.

Ungeeignet sind Sportarten, die starke plötzliche Kraftanstrengungen erfordern, wie Kraftsport, Sprinten, Werfen, Weit- und Hochsprung.

Trainingseffekte für Herz, Kreislauf und Stoffwechsel beginnen bei einer Herzfrequenz, die 60 bis 65 Prozent Ihrer maximalen Herzfrequenz entsprechen. Die maximale Herzfrequenz ist altersabhängig. Sie können sie mit einer einfachen Formel berechnen: 220 minus Lebensalter. Für eine 40-jährige Frau ergibt sich also ein Puls von 180 als maximale Herzfrequenz (220–40 = 180); 60 Prozent davon wäre eine Herzfrequenz von 108.

Einen optimalen Effekt auf den Stoffwechsel erzielen Sie bei einer Herzfrequenz zwischen 70 und 80 Prozent der maximalen Herzfrequenz. Wenn Sie untrainiert sind, sollten Sie mit Intensitäten beginnen, die bei 60 bis 65 Prozent liegen, also beispielsweise mit einem flotten Spaziergang. Die Belastungsintensität sollte insbesondere bei fortgeschrittenem Lebensalter nur langsam gesteigert werden.

Den besten Nutzen für Ihre Gesundheit erreichen Sie mit einem täglichen Training von mindestens 20 bis 30 Minuten Dauer.

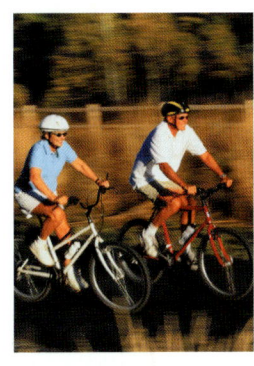

Radfahren ist ein ideales Training. Es stärkt Herz und Kreislauf, schont aber Knochen und Gelenke.

> ## ACHTUNG!
>
> *Leiden Sie an einer Herzerkrankung, oder empfinden Sie bereits bei geringer Belastung Beschwerden im Brustbereich, dann sollten Sie mit Ihrem Arzt vorher über Ihre sportlichen Aktivitäten sprechen.*

Kampf dem Stress!

Stress, Angst, Hektik und Ärger verursachen körperliche Reaktionen, die seit Urzeiten den Menschen auf Kampf oder Flucht vorbereitet haben. Der Organismus schüttet vermehrt Adrenalin und andere Hormone aus, die den Körper in Alarmbereitschaft bringen. Ein wichtiges Zielorgan für diese physiologischen Reaktionen ist das Herz. Puls und Blutdruck steigen. Die Konzentration von Zucker, freien Fettsäuren und Cholesterin im Blut sowie der Sauerstoffverbrauch nehmen zu.

Helfen Sie sich selbst!

Ärzte sind der Ansicht, dass Stress eine wichtige Rolle bei der Entwicklung der Arteriosklerose spielt und das Risiko einer koronaren Herzkrankheit sowie eines Herzinfarkts erhöht.

Ein Gefühl andauernder Überforderung in Beruf und Privatleben, übertriebener Ehrgeiz und eine aggressive Grundhaltung sind mögliche Facetten eines stressreichen Lebens. Auch Unterforderung bei Arbeitslosigkeit, Unausgefülltheit in Beruf und Privatleben, Mobbing sowie eine schwere Herzerkrankung können Quelle für einen chronischen Stresszustand sein.

Nicht immer können Sie die Ursachen von Stress beheben, aber Sie können lernen, mit Ihrer Lebenssituation entspannter umzugehen. Sportliche Aktivität ist eine Möglichkeit, den Stressmechanismus zu durchbrechen. Erstens nutzt der Körper während der körperlichen Bewegung die Wirkungen der Stresshormone sinnvoll, zweitens verändert sportliches Training die Reaktion auf Stress in den Ruhephasen. Das Niveau der Stresshormone ist niedriger, und stressende Situationen werden gelassener gemeistert.

Yoga ist eine ideale Entspannungsübung für Körper und Geist.

Einen anderen Weg, den Stress abzufangen, bieten verschiedene Entspannungstechniken. Hierzu zählen moderne Biofeedback-Verfahren, autogenes Training und die progressive Muskelrelaxation nach Jacobsen. Aber auch viele uralte Methoden wie Yoga, Tai-Chi, religiöses Ge-

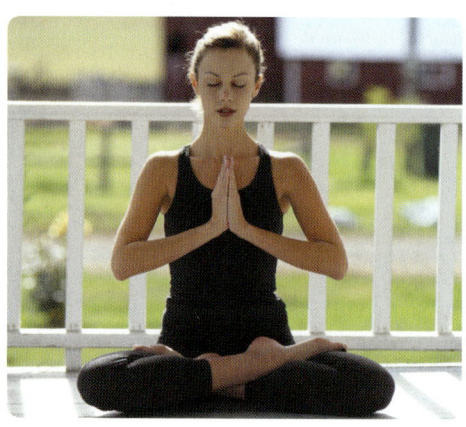

bet und Meditationsverfahren können für die notwendigen Momente der Ruhe und Gelassenheit in Ihrem Leben sorgen – eine Gelassenheit, die sich bei regelmäßiger Übung langsam auf andere Lebensbereiche überträgt. Wichtig ist, dass Sie ein Verfahren wählen, bei dem Sie sich wohlfühlen, und dass Sie es regelmäßig durchführen. Im Folgenden wollen wir Ihnen drei Entspannungstechniken kurz vorstellen.

Biofeedback: Rückmeldung vom Körper

Das Wort Biofeedback wurde vor 30 Jahren geprägt. Es bezeichnet Techniken, mit denen es nach einer gewissen Zeit des Trainings möglich ist, die Gehirnaktivität, den Blutdruck, den Puls, die Muskelspannung und andere Körperfunktionen, die normalerweise unwillkürlich ablaufen, willentlich zu verändern.

Es gibt verschiedene Biofeedback-Verfahren. Doch sie alle nutzen die Signale des eigenen Körpers zur Rückkopplung (= Feedback). Ein Biofeedback-Gerät nimmt die elektrischen Signale der Muskeln auf und verwandelt sie in eine wahrnehmbare Form. Beispielsweise löst das Gerät jedes Mal, wenn sich der Muskel stärker anspannt, ein Lichtsignal aus oder aktiviert einen Piepser. Wenn Sie Ihre Muskeln entspannen möchten, müssen Sie versuchen, das Blinken oder Piepsen zu verlangsamen. Nach einer gewissen Übungszeit sind Sie dann in der Lage, sich auch ohne das Gerät optimal zu entspannen.

Biofeedback hilft bei vielen Stresssymptomen, z. B. nervöser Anspannung, Kopfschmerzen und Schlafstörungen.

Autogenes Training zur Selbstentspannung

Suggestion und Hypnose zählen zu den ältesten Mitteln, um menschliches Leid zu lindern. So heißt es im Papyrus Ebers, der ältesten Urkunde der Ägypter, die vor mehr als 3 500 Jahren verfasst wurde: »Lege die Hände auf ihn, um den Schmerz der Arme zu beruhigen, und sage, dass der Schmerz verschwinden wird.«

Neben der Fremdsuggestion durch einen Therapeuten können Sie sich auch selbst Suggestionen geben. Das bekannteste dieser Verfahren ist das autogene Training. Es wurde in den zwanziger Jahren des 20. Jahrhunderts entwickelt und in der Folgezeit zu einer systematischen Selbstentspannungsmethode ausgebaut. Das autogene Training fördert das Gleichgewicht zwischen Spannung und Entspannung und wirkt auf diese Weise einer Überspannung durch Stress entgegen.

Progressive Muskelrelaxation

Auch die progressive Muskelrelaxation wurde in den zwanziger Jahren des 20. Jahrhunderts entwickelt. Es handelt sich hierbei ebenfalls um eine Selbstentspannungsmethode. Relaxation ist ein lateinisches Wort für Entspannung. Durch wechselnde Spannung und Entspannung der Muskeln ermöglicht die progressive Relaxation nicht nur eine langsam zunehmende Entspannung der Muskulatur, sondern auch eine zunehmende seelische Entspannung.

Bei der progressiven Muskelrelaxation sitzt man auf einem Entspannungsstuhl oder liegt auf dem Rücken. Ziel ist es, die Muskeln bewusst anzuspannen und zu entspannen.

EINE EINFACHE, ABER EFFEKTIVE ENTSPANNUNGS-ÜBUNG

Atmen Sie langsam und tief ein, und zählen Sie dabei bis zehn. Dann atmen Sie langsam aus und zählen erneut bis zehn. Ihre Atemmuskulatur entspannt sich dabei. Diese Entspannung überträgt sich auf den ganzen Körper. Sie können diese Übung einmal oder mehrmals wiederholen.

Was leistet die Naturheilkunde?

Naturheilkundliche Verfahren legen bei Herzerkrankungen vor allem Wert auf ausreichend Bewegung und eine gesunde Ernährung. Dazu gehört auch, dass Sie für eine geregelte Verdauung sorgen, indem Sie viel Obst und Gemüse essen, da eine Darmverstopfung das Herz belasten kann. Blähende Speisen sollten Sie vermeiden.

Zu den wichtigsten spezifischen naturheilkundlichen Maßnahmen zählen die Hydrotherapie und die Phytotherapie – die im Folgenden beschrieben werden – sowie die Homöopathie. Akupunktur, Neuraltherapie, Aderlass und verschiedene andere Verfahren werden bei Herzerkrankungen ebenfalls eingesetzt.

Hydrotherapie

Kaltes oder heißes Wasser übt Reize auf den Körper aus, die zu Veränderungen der Blutzirkulation führen. Über die Nervenbahnen werden reflektorische Reaktionen in anderen Körperregionen ausgelöst. Die Behandlung mit Wasser zählt zu den ältesten Reflexzonenbehandlungen.

Die Hydrotherapie arbeitet mit den Kälte-, Wärme- und Druckreizen, die das Wasser auf den Körper ausübt.

Das **ansteigende Armbad nach Hauffe** trainiert die Herzkranzgefäße, fördert die Durchblutung des Herzens und lindert Angina-pectoris-Beschwerden. Legen Sie beide Unterarme in ein Waschbecken oder eine kleine Wanne mit warmem Wasser (etwa 37 °C), und lassen Sie heißes Wasser zulaufen, sodass innerhalb von zehn bis 15 Minuten die Wassertemperatur auf 42 bis 44 °C ansteigt. Dabei weiten sich die Blutgefäße der Unterarme und der Hände. Über die Nervenreflexbahnen erweitern sich in gleicher Weise die Herzkranzgefäße und verbessern die Durchblutung des Herzens.

Das **Fußbad nach Schiele** regt die Blutzirkulation in den Füßen stark an. Über Reflexbahnen wird auch die Blutzirkulation in den inneren Organen gefördert. Das Schiele-Bad können Sie wie das ansteigende Armbad bei der Koronarsklerose anwenden, da es die Durchblutung des Herzens verbessert. Meistens wird es mit speziellen Fußbadewannen durchgeführt. Das Wasser reicht nur bis zu den Knöcheln und wird innerhalb von zehn bis 15 Minuten von 35 auf 45 °C erwärmt. Wenn Sie einen zu hohen Blutdruck haben, sollten Sie nach dem ansteigenden Fußbad die Arme kalt abgießen.

Kalte Güsse nach Kneipp sind wirksame Maßnahmen bei niedrigem Blutdruck und trägem Kreislauf.

Phytotherapie: Pflanzen heilen

Die Pflanzenheilkunde zählt zu den ältesten Therapien und spielt auch heute noch weltweit eine große Rolle. Aus der traditionellen Pflanzenheilkunde entwickelte sich in den vergangenen Jahrzehnten die moderne wissenschaftlich begründete Phytotherapie. Viele Einzelstoffe der heutigen Medizin stammen aus Heilpflanzen (z. B. Digitalis) oder sind von ihren Inhaltsstoffen abgeleitet (z. B. Azetylsalizylsäure). Die Behandlung mit natürlichen Ganzpflanzenzubereitungen als Tees, Tinkturen, Extrakte oder Tabletten ist jedoch weiterhin sehr beliebt. Allerdings sind auch pflanzliche Heilmittel nicht immer frei von Nebenwirkungen.

Heute wissen auch viele Schulmediziner um die Heilkraft der Pflanzen und verschreiben ihren Patienten pflanzliche Arzneien.

PFLANZEN, DIE HERZ UND KREISLAUF STÄRKEN

- *Weißdorn: Weißdornpräparate eignen sich gut zur Behandlung einer beginnenden Herzinsuffizienz. Sie zählen zu den meistverordneten Medikamenten auf pflanzlicher Basis.*
- *Rauwolfia: Die Rauwolfia kann einen zu hohen Blutdruck senken.*
- *Rosmarin: Bäder mit einem Rosmarin-Aufguss regen den Kreislauf an und werden bei niedrigem Blutdruck empfohlen.*
- *Digitalis (Fingerhut): Digitalispräparate sorgen für kräftigere Herzkontraktionen bei Herzschwäche und für einen langsamen Herzschlag.*

Zur Vorbeugung und unterstützenden Behandlung von Herz- und Kreislauferkrankungen empfehlen sich verschiedene Teemischungen. Die Zutaten erhalten Sie in der Apotheke oder im Reformhaus. Wenn Sie Heilpflanzen selbst sammeln wollen, achten Sie darauf, dass die Pflanzen nicht in der Nähe stark befahrener Straßen wachsen. Schonen Sie die Natur – brechen Sie also keine Äste und Zweige ab.

Tee gegen Herz-Kreislauf-Beschwerden

1 Die Pflanzenteile gut mischen, in einem luftdichten und lichtundurchlässigen Gefäß aufbewahren.

2 Zur Zubereitung des Tees 1 TL der Mischung mit 250 ml kochendem Wasser übergießen, zehn Minuten ziehen lassen.

3 Zweimal täglich eine Tasse trinken.

10 g Weißdornblüten
20 g Nussblätter
10 g Thymiankraut
35 g Gänsefingerkraut
10 g Salbeiblätter
15 g Kamillenblüten
15 g Pfefferminzblätter

Tee bei Bluthochdruck

1 Die Pflanzenteile gut mischen, in einem luftdichten und lichtundurchlässigen Gefäß aufbewahren.

2 Zur Zubereitung des Tees 1 TL der Mischung mit einer Tasse kochendem Wasser übergießen, zehn Minuten ziehen lassen.

3 Morgens und abends eine Tasse davon trinken.

1 Teil Weißdornblüten
1 Teil Baldrianwurzel
1 Teil Olivenblätter
1 Teil Rauwolfiawurzel
1 Teil Mistelblätter

Tee bei Arteriosklerose

1 Die Pflanzenteile gut mischen, in einem luftdichten und lichtundurchlässigen Gefäß aufbewahren.

2 Zur Zubereitung des Tees 1 TL der Mischung mit einer Tasse kochendem Wasser übergießen, zehn Minuten ziehen lassen.

3 Dreimal täglich eine Tasse davon trinken.

4 Teile Weißdornblüten
4 Teile Ackerschachtel-
halmkraut
2 Teile Hirtentäschelkraut
5 Teile Rautenblätter
5 Teile Mistelblätter

Tee bei Angina Pectoris

1 Die Pflanzenteile gut mischen, in einem luftdichten und lichtundurchlässigen Gefäß aufbewahren.

2 Zur Zubereitung des Tees 1 TL der Mischung mit einer Tasse kochendem Wasser übergießen, zehn Minuten ziehen lassen.

3 Täglich eine, nicht mehr als zwei Tassen davon trinken.

4 Teile Weißdornblüten
6 Teile Gänsefingerkraut
4 Teile Bibernellwurzel
4 Teile Melissenblätter
1 Teil Angelikawurzel
1 Teil Arnikablüten

Herzinfarkt-Test und Zusatzinformationen

Testen Sie Ihr Risiko!

Das Risiko für die Entwicklung einer Arterienverkalkung (Arteriosklerose) und damit zusammenhängender Erkrankungen wie koronare Herzkrankheit und Herzinfarkt wird durch einige bekannte Faktoren beeinflusst: Alter, Geschlecht, Rauchen, Blutfette, Blutdruck und körperliche Bewegung.

Die amerikanische Gesellschaft für Herzkrankheiten hat einen Fragebogen entwickelt, mit dem Sie recht schnell Ihr persönliches Risiko eines Herzinfarkts ermitteln können. Dabei vergeben Sie zu jedem der unten aufgeführten Faktoren eine bestimmte Punktzahl; die addierten Punktzahlen ergeben, grob geschätzt, das Risiko für die Entwicklung eines Herzinfarkts in den nächsten zehn Jahren.

Natürlich können noch weitere Faktoren eine Rolle spielen, die in dieser Schätzung nicht erfasst sind. Zu nennen ist hier insbesondere die Verteilung der Untergruppen des LDL- und HDL-Cholesterins, die stark genetisch bestimmt ist.

Alter und Geschlecht

Die Tabelle zeigt, dass Männer eine vergleichsweise höhere Punktzahl erhalten als Frauen. Dies hängt vor allem damit zusammen, dass Frauen zumindest bis zu den Wechseljahren durch das Hormon Östrogen vor arteriosklerotischen Ablagerungen in den Blutgefäßwänden geschützt sind. Erst wenn die Östrogenbildung nach der letzten Monatsblutung nachlässt, geht dieser Schutz verloren, und das Risiko nimmt auch für Frauen deutlich zu. Die Tabelle beginnt mit einem Lebensalter von 30 Jahren. Wenn Sie jünger sind als 30, nehmen Sie bitte die Punktzahl für das 30. Lebensjahr.

RISIKOFAKTOREN ALTER UND GESCHLECHT

Frauen		Männer	
Alter (in Jahren)	Punkte	Alter (in Jahren)	Punkte
30	−12	30	−2
31	−11	31	−1
32	−9	32–33	0
33	−8	34	1
34	−6	35–36	2
35	−5	37–38	3
36	−4	39	4
37	−3	40–41	5
38	−2	42–43	6
39	−1	44–45	7
40	0	46–47	8
41	1	48–49	9
42–43	2	50–51	10
44	3	52–54	11
45–46	4	55–56	12
47–48	5	57–59	13
49–50	6	60–61	14
51–52	7	62–64	15
53–55	8	65–67	16
56–60	9	68–70	17
61–67	10	71–73	18
68–74	11	74	19

Cholesterin

Es besteht ein bedeutsamer Zusammenhang zwischen dem Cholesterinwert des Bluts und der Wahrscheinlichkeit, dass sich eine Arterienverkalkung entwickelt. Der Cholesteringehalt besteht im Allgemeinen überwiegend aus dem ungünstig wirkenden, oft als »schlechtes«

Cholesterin bezeichneten LDL-Cholesterin (Low Density Lipoprotein, siehe Seite 28).

GESAMT-CHOLESTERIN IN MG/DL
(MILLIGRAMM PRO 100 MILLILITER BLUT)

mg/dl	Punkte	mg/dl	Punkte
139–151	–3	220–239	2
152–166	–2	240–262	3
167–182	–1	263–288	4
183–199	0	289–315	5
200–219	1	316–330	6

Wenn Sie Ihre Cholesterinwerte nicht kennen, sollten Sie diese von Ihrem Hausarzt ermitteln lassen.

Das HDL-Cholesterin, das so genannte »gute« Cholesterin, schützt die Gefäßwände vor schädlichen Ablagerungen. Daher nimmt das Herzinfarktrisiko mit zunehmendem HDL-Gehalt im Blut ab.

HDL-CHOLESTERIN IN MG/DL

mg/dl	Punkte	mg/dl	Punkte
25–26	7	51–55	–1
27–29	6	56–60	–2
30–32	5	61–66	–3
33–35	4	67–73	–4
36–38	3	74–80	–5
39–42	2	81–87	–6
43–46	1	88–96	–7
47–50	0		

Systolischer Blutdruck

Der systolische Blutdruck ist der oberste der beiden Blutdruckwerte und bezeichnet den maximalen Druck in den großen Arterien während der Austreibungsphase (Systole) des Herzens.

SYSTOLISCHER BLUTDRUCK IN MMHG (MILLIMETER QUECKSILBERSÄULE)

mmHg	Punkte	mmHg	Punkte
98–104	–2	140–149	3
105–112	–1	150–160	4
113–120	0	161–172	5
121–129	1	175–185	6
130–139	2		

Rauchen

Wenn Sie rauchen, addieren Sie 4 Punkte zu Ihrer bisherigen Punktzahl hinzu.

Zuckerkrankheit (Diabetes)

Wenn Sie Diabetes haben und männlich sind, fügen sie weitere 3 Punkte hinzu. Wenn Sie Diabetikerin sind, addieren Sie bitte 6 Punkte.

Vergrößertes Herz

Wenn Ihr Herz untersucht wurde, und Sie wissen, dass es vergrößert ist, fügen Sie 9 Punkte hinzu.

Auswertung

Jetzt können Sie alle Punkte zusammenzählen und in der folgenden Tabelle nachsehen, wie hoch bei einer groben ersten Abschätzung die Wahrscheinlichkeit für Sie ist, in den nächsten zehn Jahren einen Herzinfarkt zu erleiden.

Beispiel: Wenn Sie männlich und 46 Jahre alt sind (8 Punkte), einen Gesamtcholesteringehalt von 230 mg/dl (2 Punkte) und einen HDL-Cholesteringehalt von 60 mg/dl (–2 Punkte) haben, einen Blutdruck von 140 zu 90 besitzen (3 Punkte), nicht rauchen (0 Punkte), keinen Diabetes haben (0 Punkte) und kein vergrößertes Herz (0 Punkte), so addieren sich Ihre Punkte zu einer Gesamtpunktzahl von 11. Ihre Wahrscheinlichkeit, in den nächsten zehn Jahren einen Herzinfarkt zu erleiden, beträgt dann nach der folgenden Tabelle sechs Prozent

WAHRSCHEINLICHKEIT EINES HERZINFARKTS IN DEN NÄCHSTEN ZEHN JAHREN IN ABHÄNGIGKEIT VON IHRER PUNKTZAHL IM TEST

Punkte	10-Jahres-Wahrscheinlichkeit	Punkte	10-Jahres-Wahrscheinlichkeit
<1	<1 %	17	13 %
2	1 %	18	14 %
3	2 %	19	16 %
4	2 %	20	18 %
5	3 %	21	19 %
6	3 %	22	21 %
7	4 %	23	23 %
8	4 %	24	25 %
9	4 %	25	27 %
10	6 %	26	29 %
11	6 %	27	31 %
12	7 %	28	33 %
13	8 %	29	36 %
14	9 %	30	38 %
15	10 %	31	40 %
16	12 %	32	42 %

In der letzten Tabelle können Sie Ihr persönliches Risiko mit dem durchschnittlichen Risiko für Ihre Altersgruppe vergleichen. Beispiel: 46-jährige Männer weisen im Durchschnitt ein fünfprozentiges Risiko auf, bis zum Alter von 56 Jahren einen Herzinfarkt zu erleiden.

DURCHSCHNITTLICHE 10-JAHRES-WAHRSCHEINLICHKEIT FÜR EINEN HERZINFARKT BEI FRAUEN UND MÄNNERN IN ABHÄNGIGKEIT VOM ALTER

Alter (Jahre)	Frauen-	Männer
30–34	<1 %	3 %
35–39	<1 %	5 %
40–44	2 %	6 %
45–49	5 %	10 %
50–54	8 %	14 %
55–59	12 %	16 %
60–64	13 %	21 %
65–69	9 %	30 %
70–74	12 %	24 %

Kleiner Medikamentenführer

Die meisten Menschen nehmen ungern Medikamente ein. Vielleicht ist es die Angst vor möglichen Nebenwirkungen, die sie zögern lässt. Sprechen Sie offen mit Ihrem Arzt über die eigenen Zweifel und Ängste, um über den Nutzen und die möglichen Nebenwirkungen der Ihnen verordneten Medikamente gut informiert zu sein. So können Sie die Vor- und Nachteile am besten abwägen. Denken Sie aber auch daran: So unerlässlich Medikamente oftmals sein mögen, notwendige Änderungen der Lebensweise können sie nicht ersetzen.

Medikamente nehmen: Zehn Tipps

1. Machen Sie sich mit dem Namen jedes Ihrer Medikamente vertraut und informieren Sie sich, warum Sie es einnehmen.

2. Wenn Sie eine Frage zu einem Medikament haben, wenden Sie sich an Ihren Arzt oder Apotheker.

3. Nehmen Sie Ihre Medikamente jeden Tag zum gleichen Zeitpunkt oder unter den gleichen Umständen ein.

4. Beachten Sie die Anweisungen zur Art der Einnahme (z. B. vor dem Essen, nach dem Essen).

5. Nehmen Sie nicht einfach die doppelte Dosis, wenn Sie einmal vergessen haben, das Medikament einzunehmen. Fragen Sie Ihren Arzt oder Ihren Apotheker um Rat.

6. Bewahren Sie Ihre Medikamente trocken und bei Zimmertemperatur auf. Achten Sie darauf, dass sie nicht der direkten Sonneneinstrahlung ausgesetzt sind.

7. Manche Medikamente verursachen am Anfang Nebenwirkungen wie Müdigkeit, Kopfschmerzen oder Übelkeit. Meistens braucht die Dosis nicht reduziert zu werden, und die unerwünschten Effekte verschwinden innerhalb einiger Tage wieder. Setzen Sie die Medikamente nicht selbst ab. Informieren Sie Ihren Arzt, wenn die Nebenwirkungen stark sind oder nicht verschwinden.

8. Einige Medikamente können eine Allergie oder andere seltene Reaktionen auslösen. Berichten Sie Ihrem Arzt davon. Vielleicht ist es notwendig, das Medikament durch ein anderes auszutauschen.

9. Einige Medikamente üben gegenseitige Wechselwirkungen aus. Informieren Sie alle Ärzte über die Medikamente, die Sie einnehmen, auch Ihren Zahnarzt. Nennen Sie auch alle rezeptfreien Mittel, die Sie einnehmen, wie Vitamine, Schmerzmittel und Abführmittel, da sie ebenfalls Wechselwirkungen mit Ihren Herzmedikamenten ausüben können.

10. Verzichten Sie auf alkoholische Getränke, denn Alkohol verursacht Wechselwirkungen mit vielen Medikamenten.

ACE-Hemmer (Angiotensin-Converting-Enzym-Hemmer)

Verwendung: ACE-Hemmer senken den Blutdruck.

Wirkungsweise: ACE-Hemmer vermindern die Produktion von Angiotensin, einer Substanz, die die Arterien veranlasst, sich zusammenzuziehen. Da ACE-Hemmer die Blutgefäße weiten, entlasten sie das Herz.

Mögliche Nebenwirkungen: Die häufigste Nebenwirkung ist ein trockener Husten. Weniger häufig kommen ein veränderter Geschmackssinn, Müdigkeit und Kopfschmerzen vor, selten eine Schwellung von Gesicht und Rachen.

Besondere Hinweise: ACE-Hemmer veranlassen die Niere, weniger Kalium auszuscheiden, daher werden sie oft zusammen mit Diuretika (Harn treibende Mittel) gegeben, welche die Kaliumausscheidung verstärken. ACE-Hemmer sollen nicht eingesetzt werden bei einem systolischen Blutdruck unter 100 mmHg.

Azetylsalizylsäure

Verwendung: Azetylsalizylsäure vermindert die Gerinnungsneigung des Bluts. Sie reduziert dadurch das Risiko für Thrombosen und Embolien.

Wirkungsweise: Sie setzt die Klebrigkeit der Blutplättchen herab, sodass diese nicht so leicht zusammenklumpen.

Mögliche Nebenwirkungen: Vor allem bei höheren Dosen (über ein Gramm) können sich Magenschleimhautentzündungen oder Geschwüre des Magens und des Zwölffingerdarms entwickeln. Selten treten auch Magenblutungen auf.

Besondere Hinweise: Azetylsalizylsäure sollte nicht bei bestehenden Magengeschwüren verwendet werden.

Angiotensin-II-Blocker

Verwendung: Angiotensin-II-Blocker senken den Blutdruck.

Wirkungsweise: Sie blockieren die Wirkung von Angiotensin II, eines Hormons, das die Blutgefäße zusammenzieht.

Mögliche Nebenwirkungen: Häufige Nebenwirkungen sind Infektionen der oberen Luftwege. Weniger häufig sind Schwindel, Durchfall, Husten, Kopfschmerzen, Müdigkeit und Magenbeschwerden.

Besondere Hinweise: Schwangere sollten keine Angiotensin-II-Blocker einnehmen. Vorsicht ist auch geboten bei Personen mit Leberschäden.

Antiarrhythmika (Medikamente gegen Rhythmusstörungen)

Verwendung: Antiarrhythmika stabilisieren den Herzrhythmus und wirken Rhythmusstörungen entgegen.

Wirkungsweise: Antiarrhythmika machen den Herzmuskel weniger empfindlich für Störungen der Erregungsbildung und Erregungsausbreitung.

Mögliche Nebenwirkungen: Häufige Nebenwirkungen sind Schwindel, Müdigkeit, Kopfschmerzen, Schlaflosigkeit, Schwächegefühl, erhöhter Blutzucker. Sie können gelegentlich auch die Rhythmusstörungen verschlimmern. Einige Antiarrhythmika können die Leberwerte oder das Blutbild verändern sowie den Puls verlangsamen.

Besondere Hinweise: Antiarrhythmika sollten nicht ohne ärztliche Anordnung abgesetzt werden, da ein plötzliches Absetzen schwere Störungen des Herzrhythmus hervorrufen kann.

Betablocker

Verwendung: Betablocker senken den Blutdruck und reduzieren den Sauerstoffbedarf des Herzmuskels.

Wirkungsweise: Sie blockieren die Aktivität des Hormons Adrenalin. Dieses Hormon steigert die Herzfrequenz. Durch die Verwendung von Betablockern schlägt das Herz langsamer und weniger kraftvoll. Dadurch sinkt der Blutdruck, und das Herz benötigt weniger Sauerstoff.

Mögliche Nebenwirkungen: Zu starke Verminderung der Herzfrequenz und des Blutdrucks, Müdigkeit, Schwindel, Depressionen, Impotenz, Zunahme des Blutzuckers und des Cholesterinspiegels.

Besondere Hinweise: Asthmatiker sollten keine Betablocker verwenden, da diese zu einer leichten Verengung der Bronchien führen. Auch Personen mit langsamem Puls sollten diese Mittel nicht einnehmen. Betablocker dürfen nicht plötzlich abgesetzt werden, sondern nur langsam ausschleichend, um eine plötzlich überschießende Aktivität des Adrenalins zu vermeiden.

Clonidin und andere zentrale Alpha-Agonisten

Verwendung: Zentrale Alpha-Agonisten senken den Blutdruck.

Wirkungsweise: Sie wirken auf die Kontrollzentren im Gehirn, die den Blutdruck regulieren.

Mögliche Nebenwirkungen: Häufige Nebenwirkungen sind Schwindel, trockener Mund und Müdigkeit.

Besondere Hinweise: Um Schwindel zu vermeiden, sollten Patienten, die Alpha-Agonisten einnehmen, ihre Körperposition immer nur langsam und vorsichtig ändern. Richten Sie sich vor allem nicht schnell auf.

Digitalis (Herzglykoside)

Verwendung: Digitalis, der Wirkstoff der Fingerhutpflanze, wird seit dem 18. Jahrhundert zur Behandlung der Herzschwäche und eines schnellen Herzschlags verwendet.

Wirkungsweise: Digitalispräparate veranlassen das Herz, langsamer und kräftiger zu schlagen.

Mögliche Nebenwirkungen: Magenbeschwerden und Appetitverlust.

Besondere Hinweise: Digitalispräparate haben bei richtiger Dosierung kaum Nebenwirkungen. Wenn sie jedoch überdosiert werden, können sie starke Beschwerden verursachen, z. B. Übelkeit, Verwirrtheit und einen veränderten Herzschlag (zu langsam, zu schnell oder unregelmäßig). Besteht im Blut ein Mangel an Kalium, dann ist die Empfindlichkeit für Digitalis erhöht. Das Absetzen von Digitalis verursacht häufig eine akute Herzinsuffizienz und sollte daher vom behandelnden Arzt überwacht werden.

Diuretika (Harn treibende Medikamente)

Verwendung: Diuretika fördern die Wasserausscheidung durch die Nieren. Das senkt den Blutdruck und schwemmt die durch eine Herzinsuffizienz bedingten Wassereinlagerungen (Ödeme) aus.

Wirkungsweise: Sie veranlassen die Niere, Natrium auszuscheiden, und wirken infolgedessen Harn treibend.

Mögliche Nebenwirkungen: Störungen der Konzentration der Blutsalze (Natrium, Kalium, Kalzium) können auftreten, was zu Wadenkrämpfen, Herzrhythmusstörungen, Schwäche, Verwirrtheit, Schwindel und Übelkeit führen kann. Der Cholesterinwert und der Blutzuckergehalt können ansteigen.

Besondere Hinweise: Gelegentlich sollten Sie die Konzentration der Salze im Blut untersuchen lassen.

Fett senkende Medikamente

Verwendung: Fett senkende Medikamente werden verordnet bei Fettstoffwechselstörungen mit erhöhten Cholesterin- oder Triglyzeridwerten, die durch eine Diät allein nicht ausreichend beeinflusst werden können. Es gibt verschiedene Gruppen von Fett senkenden Medikamenten.

Wirkungsweise: Die Wirkungsweise ist je nach Art des Medikaments unterschiedlich. Fettsenker hemmen die Produktion der Triglyzeride in der Leber (Fibrate), hemmen die Synthese von Cholesterin in der Leber (Statine) oder fördern die Ausscheidung von Gallensäuren, die aus Cholesterin gebildet werden (Harze).

Mögliche Nebenwirkungen: Fettsenker können zu Verstopfung und Blähungen führen, Gallensteine verursachen, den Blutzuckerspiegel anheben, ein bestehendes Magengeschwür verschlimmern, einen Gichtanfall auslösen und die Leber schädigen.

Besondere Hinweise: Fett senkende Medikamente sind wirksamer, wenn Sie sich gleichzeitig fettarm ernähren. Auch sollten Sie mit dem Rauchen aufhören, da es die Arteriosklerose viel stärker fördert als leicht erhöhte Blutfettwerte.

Kalzium-Antagonisten

Verwendung: Kalzium-Antagonisten senken einen erhöhten Blutdruck und vermindern Beschwerden, die infolge von Durchblutungsstörungen der Herzkranzgefäße entstehen.

Wirkungsweise: Sie hemmen den Einstrom von Kalzium in die Herzzellen. Kalzium ist wichtig für die Kontraktion der Herzmuskelzellen und der Zellen in den Blutgefäßen. Kalzium-Antagonisten verringern dadurch die Herzarbeit und erweitern die Blutgefäße.

Mögliche Nebenwirkungen: Kopfschmerzen, geschwollene Knöchel.

Besondere Hinweise: Verapamil kann zu einem langsamen Herzschlag führen, während Nifedipin die Herzfrequenz beschleunigt.

Nitrate

Verwendung: Nitrate verbessern die Durchblutung des Herzens. Sie wirken daher günstig bei koronarer Herzkrankheit.

Wirkungsweise: Nitrate weiten verengte Herzkranzgefäße.

Mögliche Nebenwirkungen: Häufige Nebenwirkungen sind Kopfschmerzen, Zunahme der Herzfrequenz, Erröten.

Besondere Hinweise: Alkohol kann die Nebenwirkungen verstärken. Nitrate sollten bei sehr niedrigem Blutdruck nicht eingesetzt werden.

Vasodilatanzien (Gefäß erweiternde Mittel)

Verwendung: Vasodilatanzien werden bei Durchblutungsstörungen des Herzens und bei hohem Blutdruck verordnet. Zu dieser Gruppe von Medikamenten zählen die Nitrate, Molsidomin, Kalzium-Antagonisten und die ACE-Hemmer, daneben einige weitere Substanzen wie Prazosin und Hydralazin, die bei Bluthochdruck angewendet werden.

Wirkungsweise: Sie weiten die Blutgefäße.

Mögliche Nebenwirkungen: Die Nebenwirkungen variieren bei den verschiedenen Medikamenten.

Besondere Hinweise: Vasodilatanzien verursachen oft Schwindelgefühl bei plötzlichem Aufrichten aus der liegenden Position.

Aktueller Service

Nützliche Adressen

Deutsche Herzstiftung e. V.
Vogtstraße 50
60322 Frankfurt
Tel. (069) 95 51 28-0
Fax (069) 95 51 28-31 3
Internet: http://www.herzstiftung.de

Die Deutsche Herzstiftung versteht sich als Brücke zwischen Arzt und Patient. Sie möchte das Wissen über Herzerkrankungen und ihre Vorbeugung verbessern.

Deutsche Gesellschaft für Prävention und Rehabilitation von Herzkreislauferkrankungen e. V.
Tel.: (0261) 30 92 31
Fax: (0261) 30 92 32
http://www.dgpr.de

Die DGPR bietet Informationen zu Herzgruppen (Bewegungstherapie, Entspannungsübungen, Gruppengespräche, Ernährungsberatung), zu Fachkliniken und Reha-Zentren.

Deutsche Liga zur Bekämpfung des hohen Blutdrucks e.V. – Deutsche Hypertonie Gesellschaft
Postfach 10 20 40
69010 Heidelberg
Tel.: (0 62 21) 41 17 74
(Mo. – Do. 9.00 – 13.00 Uhr)
Fax: 06221-40 22 74
http://www.hochdruckliga.de

Die Deutsche Hypertonie Gesellschaft vermittelt Kontakte zu Selbsthilfegruppen und gibt Publikationen zum Thema Bluthochdruck heraus.

Deutsche Herzhilfe e. V.
Weißhausstr. 21
50939 Köln
Tel.: (0221) 41 08 12
Fax: (0221) 41 39 45
Beratung, Informationen, Seminare, Kurse, Veranstaltungen, Vorträge

Beratung, Selbsthilfe- und Gruppenangebote, Kontakt zu Ärzten und Kliniken, Prävention, Rehabilitation, Veranstaltungen, Vorträge

Herz- und Reha-Kliniken
Im Internet finden Sie unter http://www.herz-kliniken.de ein Verzeichnis aller deutschen Herz- und Reha-Kliniken.

Selbsthilfegruppen
Die NAKOS verschickt kostenlos Broschüren, die Adressen und Kontakte zu Selbsthilfegruppen in ganz Deutschland enthalten.

NAKOS
Albrecht-Achilles-Straße 65
10709 Berlin
Tel. (030) 8 91 40 19
Fax (030) 8 93 40 14

Glossar

Angina pectoris: Engegefühl oder Druckgefühl in der Brust, das in Arm, Rücken und Hals ausstrahlen kann. Anzeichen für eine koronare Herzkrankheit.

Angioplastie: Mechanische Entfernung einer arteriosklerotischen Plaque oder eines Gefäßverschlusses mit Hilfe eines aufgeblasenen Ballons an einem Herzkatheter.

Antiarrhythmikum: Medikament gegen Rhythmusstörungen des Herzens.

Aorta: Hauptschlagader, die größte Arterie des Körpers. Sie setzt an der linken Herzkammer an und befördert das Blut in die Arterien des Körpers.

Aortenklappe: Herzklappe zwischen der linken Kammer und der Aorta.

Arterie: Blutgefäß, das Blut vom Herzen in die Lunge oder in den Körper transportiert.

Atrium: Herzvorhof. Zwei der vier Hohlräume des Herzens heißen Vorhöfe, die anderen beiden heißen Herzkammern (siehe Ventrikel).

AV-Knoten: Eine spezialisierte Gruppe von Zellen an der Grenze zwischen den Vorhöfen und den Herzkammern; sie nehmen die elektrische Erregung vom Sinusknoten auf und leiten sie zu den Herzkammern weiter.

Bypass-Operation: Operation, bei der eine Verengung eines Herzkranzgefäßes durch Einpflanzen eines Gefäßstücks überbrückt wird.

Cholesterin: Fettsubstanz, die in der Leber und anderen Geweben gebildet und für viele Körperfunktionen benötigt wird, darunter für die Hormonproduktion und Bildung von Zellmembranen.

Defibrillator: Gerät, das einen Elektroschock an das Herz abgibt und so einen abnormen Rhythmus unterbrechen kann. Es wird beim Herzstillstand aufgrund von Kammerflimmern eingesetzt.

Diastole: Füllungsphase des Herzens. Die Phase des Herzzyklus, bei der sich das Herz entspannt und mit Blut füllt.

Echokardiogramm: Ultraschalluntersuchung des Herzens.

Elektrokardiogramm (EKG): Sichtbar gemachte elektrische Erregungen im Herzen.

Embolie: Verschluss eines Blutgefäßes durch ein Blutgerinnsel. Je nach betroffenem Blutgefäß führt dies zu einer Lungenembolie, einem Herzinfarkt, einem Schlaganfall, einer Embolie in den Beinen, den Armen oder im Darm.

Herzinfarkt: Untergang von Herzgewebe infolge verminderter Blutversorgung des betroffenen Gebiets.

Herzinsuffizienz: Herzschwäche. Man unterscheidet eine Rechtsherzinsuffizienz, eine Linksherzinsuffizienz und eine Globalherzinsuffizienz, je nachdem, ob eher die rechte oder die linke Herzkammer bzw. das ganze Herz betroffen ist.

Herzkatheter-Untersuchung:
Untersuchung, bei der ein dünner Schlauch durch eine Arterie oder Vene bis zum Herzen geschoben wird.

Kammerflattern: Herzfrequenz zwischen 180 und 300 Schlägen pro Minute. Es droht Kammerflimmern.

Kammerflimmern: Herzfrequenz über 300 Schläge pro Minute. Kammerflimmern entspricht einem Herzstillstand, da kein Blut mehr aus dem Herzen ausgestoßen wird.

Katheterablation: Gezielte Zerstörung einiger Herzmuskelzellen, um eine kreisende Erregung bei Herzrhythmusstörungen zu unterbrechen.

Koronare Herzkrankheit: Herzerkrankung auf der Basis einer Koronarsklerose.

Koronargefäße: Herzkranzgefäße. Sie gehen von der Aorta ab und versorgen den Herzmuskel mit sauerstoffreichem Blut.

Koronarsklerose: Arteriosklerose (Arterienverkalkung) der Herzkranzgefäße.

Mitralklappe: Herzklappe zwischen dem linken Vorhof und der linken Herzkammer. Sie besteht aus zwei Flügeln in Form einer Bischofsmütze (Mitra).

Myokard: Herzmuskel.

Ödem: Flüssigkeitseinlagerung in Geweben und Organen.

Plaque: Ablagerung in den Blutgefäßen bei Arteriosklerose (Arterienverkalkung).

Pulmonalarterie: Lungenarterie. Sie führt das sauerstoffarme Blut von der rechten Herzkammer zur Lunge.

Pulmonalklappe: Herzklappe zwischen der rechten Kammer und der Lungenarterie.

Sinusknoten: Ein natürlicher Schrittmacher des Herzens, der sich im rechten Vorhof befindet. Besteht aus spezialisierten Herzmuskelzellen, die elektrische Impulse erzeugen.

Synkope: Bewusstlosigkeit, die einige Sekunden bis wenige Minuten andauert.

Systole: Austreibungsphase. Die Phase des Herzzyklus, in der sich das Herz zusammenzieht und das Blut aus den Kammern »austreibt«.

Thrombose: Örtliches Blutgerinnsel in einer Vene oder in einer Arterie.

Trikuspidalklappe: Herzklappe zwischen dem rechten Vorhof und der rechten Herzkammer. Sie besteht aus drei Flügeln.

Vene: Blutgefäß, welches das Blut aus der Lunge oder aus dem Körper zum Herzen transportiert.

Ventrikel: Herzkammer. Zwei der vier Hohlräume des Herzens sind die Herzkammern, die anderen beiden heißen Herzvorhöfe (siehe Atrium).

Register

Der Autor

Franjo Grotenhermen promovierte nach seinem Studium der Medizin an der Kölner Universitätsklinik mit Auszeichnung. Er ist Autor zahlreicher wissenschaftlicher Artikel und Bücher. Eine seltene Herzerkrankung veranlasste ihn, sich eingehend mit den neuesten Entwicklungen in der Diagnostik, Vorbeugung und Therapie von Herzleiden zu beschäftigen. Er kennt die Problematik sowohl aus der Perspektive des Mediziners als auch aus der des persönlich Betroffenen.

Wichtiger Hinweis

Die im Buch veröffentlichten Ratschläge wurden mit größter Sorgfalt von Verfasser und Verlag erarbeitet und geprüft. Eine Garantie kann jedoch nicht übernommen werden. Ebenso ist eine Haftung des Verfassers bzw. des Verlages und seiner Beauftragten für Personen-, Sach- oder Vermögensschäden ausgeschlossen.

Bildnachweis

Umschlagfoto: Hans Reinhard
Illustrationen: Dr. Michael und Christiane von Solodkoff
Fotos: IFA-Bilderteam (7, 14, 26, 29); Siemens Medizintechnik (23, 34, 35)

Impressum

Die Deutsche Bibliothek – CIP-Einheitsaufnahme

Ein Titeldatensatz für diese Publikation ist bei der Deutschen Bibliothek erhältlich.

Midena Verlag, München
© 2001 Weltbild Ratgeber Verlage GmbH & Co. KG
Alle Rechte vorbehalten

Projektleitung: Franz Leipold
Herstellung: Gabriele Schnitzlein
Koordination und Producing: twinbooks, München
Umschlagkonzeption: Kontrapunkt, Kopenhagen
Gesamtlayout: Cordula Schaaf, München
Printed in Italy

ISBN 3-310-00750-2